U0233509

皮肤淋巴瘤病例精粹

Classical and Unusual Cases of
Cutaneous Lymphomas

主　编◎陈　浩

主　审◎孙建方　周小鸽

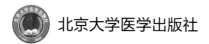
北京大学医学出版社

PIFU LINBALIU BINGLI JINGCUI

图书在版编目（CIP）数据

皮肤淋巴瘤病例精粹/陈浩主编. —北京：北京大学医学出版社，2023.1
ISBN 978-7-5659-2707-2

Ⅰ．①皮… Ⅱ．①陈… Ⅲ．①皮肤肿瘤—淋巴瘤—病案 Ⅳ．①R739.5

中国版本图书馆CIP数据核字（2022）第144703号

皮肤淋巴瘤病例精粹

主　　编：陈　浩
出版发行：北京大学医学出版社
地　　址：（100191）北京市海淀区学院路38号　北京大学医学部院内
电　　话：发行部 010-82802230；图书邮购 010-82802495
网　　址：http://www.pumpress.com.cn
E-mail：booksale@bjmu.edu.cn
印　　刷：北京金康利印刷有限公司
经　　销：新华书店
责任编辑：王智敏　　责任校对：靳新强　　责任印制：李　啸
开　　本：787 mm×1092 mm　1/16　　印张：17　字数：351千字
版　　次：2023年1月第1版　2023年1月第1次印刷
书　　号：ISBN 978-7-5659-2707-2
定　　价：160.00元

主编简介

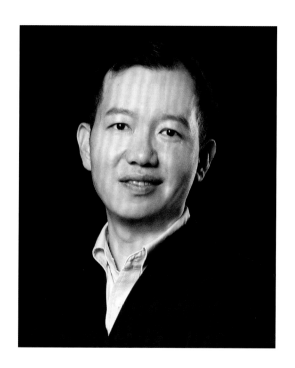

  陈浩，中国医学科学院皮肤病研究所主任医师，博士生导师，中华医学会皮肤科分会青年委员，中华医学会皮肤科分会病理学组副组长，中华医学会病理学分会皮肤病理学组副组长。

  擅长常见及疑难皮肤病的临床诊治及病理诊断。对免疫性及肿瘤性皮肤病，如自身免疫性疱病、结缔组织病的诊断和治疗有深入研究，尤为擅长皮肤淋巴瘤、黑素细胞肿瘤及皮肤软组织肿瘤的病理诊断。研究方向为皮肤肿瘤，尤其是黑素瘤和淋巴瘤的发病机制及治疗策略。以第一作者或通讯作者发表论文 100 多篇，其中 SCI 论文 37 篇。

主审简介

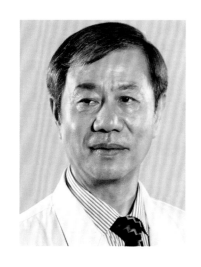

孙建方，二级教授，博士生导师。原中国医学科学院皮肤病研究所皮肤病理研究室主任，享受国务院政府特殊津贴专家，首批"新世纪百千万人才工程"国家级人选，第十一届、第十二届全国政协委员，农工民主党江苏省委副主委，江苏省人民政府参事。兼任亚洲皮肤病理学会执行委员，中国中西医结合皮肤性病学分会副主委，江苏省医师协会皮肤科医师分会会长。曾任和现任中华医学会皮肤性病学分会、中国医师协会皮肤科医师分会及中国中西医结合学会皮肤病理学组组长，中国抗癌协会皮肤肿瘤专业委员会名誉主委。担任《中华皮肤科杂志》《临床皮肤科杂志》《国际皮肤性病学杂志》《实用皮肤病学杂志》《皮肤性病诊疗学杂志》5 本杂志副总编。

擅长少见、复杂、疑难皮肤病的诊治；在国际上首次命名 3 种新的皮肤病。负责过包括国家自然科学基金、国家教委博士点基金等 20 项科研基金课题。主持过数十项新药临床试验。培养博士生 60 名，培养皮肤病理进修医师三百余名，培养临床进修医师千余名。发表论文 500 余篇。主编及主译专业图书 11 部，参编 27 部，主译的《麦基皮肤病理学——与临床的联系》及《皮肤病学》（Pro. Bolognia 原著）已成为国内该领域最权威的大型参考书。

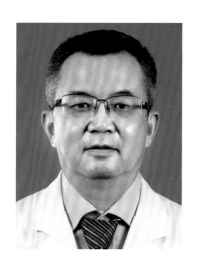

周小鸽，北京友谊医院病理科 / 北京陆道培医院病理科主任医师，享受政府特殊津贴专家。

专长：淋巴瘤病理诊断和研究。

编者名单

主　编　陈　浩

主　审　孙建方　周小鸽

编　者（按姓氏汉语拼音排序）

巴　伟　解放军总医院第一医学中心　皮肤科

布文博　中国医学科学院皮肤病研究所　皮肤外科

陈　浩　中国医学科学院皮肤病研究所　病理科

陈洪晓　山东临沂市皮肤病医院　皮肤科

董正邦　东南大学附属中大医院　皮肤科

冯　林　重庆市中医院　皮肤科

甘　璐　中国医学科学院皮肤病研究所　性病科

顾宁琰　中国医学科学院皮肤病研究所　过敏免疫科

姜祎群　中国医学科学院皮肤病研究所　病理科

缪秋菊　中国医学科学院皮肤病研究所　病理科

潘永正　南京中医药大学附属江苏省中医院　皮肤科

任　军　厦门大学附属中山医院　皮肤科

施　为　中南大学湘雅医院　皮肤科

石浩泽　中国医学科学院皮肤病研究所　病理科

宋　昊　中国医学科学院皮肤病研究所　病理科

宋琳毅　苏州大学附属第一医院　皮肤科

孙建方　中国医学科学院皮肤病研究所　病理科

熊竞舒　中国医学科学院皮肤病研究所　麻风分枝杆菌实验室

徐聪聪　中国医学科学院皮肤病研究所　病理科

徐秀莲　中国医学科学院皮肤病研究所　病理科

薛燕宁　南京中医药大学附属江苏省中医院　皮肤科

曾学思　中国医学科学院皮肤病研究所　病理科

张　莹　中国医学科学院皮肤病研究所　病理科

钟连生　厦门市儿童医院　皮肤科

周小鸽　北京友谊医院　病理科

邹云敏　无锡市第二人民医院　皮肤科

朱　静　蚌埠医学院第一附属医院　皮肤科

朱小红　无锡市第二人民医院　皮肤科

序 一

———— ✳ ————

　　原发性皮肤淋巴瘤临床相对少见，品种繁多，临床、病理表现多样，其分类系统又在不断地更新。因而该病对于大多数皮肤科临床医生都比较陌生。本书既有助于从事皮肤病理的医生，也方便少数人熟知这类疾病。

　　为了提高国内皮肤科及普通病理科医生对皮肤淋巴瘤的认识水平，我科陈浩教授经过多年的辛勤努力，收集、整理了很多皮肤淋巴瘤的临床病例，撰写了本书。书中按 2017 年世界卫生组织（WHO）和 2018 年 WHO-EORTC（欧洲肿瘤研究和治疗组织）有关皮肤淋巴瘤的分类学标准，逐一介绍了各种不同的皮肤淋巴瘤。每一病种均以临床病例开始介绍，附以典型清晰的临床病理照片及完善的相关检查。在明确诊断的基础上，对疾病的临床病理特点、治疗及预后进行详细介绍。通过这种以病例代入的方式，做到理论联系实际，密切结合临床，使读者由真实世界的生动病例上升到系统性理论知识，易学易懂，容易掌握。

　　该书配有典型、精美的临床病理照片，是一本难得的图文并茂的好书。

　　这本书的撰写凝聚了陈浩教授多年辛勤工作的心血，花费了很多的时间，更体现了陈浩教授在皮肤淋巴瘤领域的学术水平和知识能力。同时，这本书的问世也填补了我国皮肤淋巴瘤领域学术专著的空白，为我国广大皮肤病理、普通病理医生及皮肤科临床医生提供了一份不可多得的参考资料，我相信这本专著会得到大家的喜爱。

中国医学科学院皮肤病研究所

病理科　**孙建方教授**

2022 年 5 月 5 日

序 二

＊

　　原发性皮肤淋巴瘤是人体淋巴瘤的重要组成部分，发病率居结外淋巴瘤第二位，其中 T 细胞淋巴瘤占大多数（65%～75%）。原发性皮肤淋巴瘤具有一些独特的临床病理特征和生物学行为，不完全与系统性淋巴瘤一致。普通皮肤科医生对常见皮肤病及其病理有较好的了解，但对原发性皮肤淋巴瘤及其病理特征掌握有限，且在诊断中有一定的畏惧心理；普通的病理医生对常见淋巴瘤有相当程度的认识，但因获得皮肤标本少而对原发性皮肤淋巴瘤的认识显著不足。鉴于此，中国医学科学院皮肤病研究所的陈浩教授经过多年学习、研究和临床实践，收集、归纳、总结了大量的原发性皮肤淋巴瘤的实际病例，以及一些常常以皮损为首发表现的系统性淋巴瘤及相关疾病，并结合 2017 年 WHO 和 2018 年 WHO-EORTC 淋巴瘤最新分类方案编写成了这本《皮肤淋巴瘤病例精粹》。

　　这本书以总论的形式简略介绍了原发性皮肤淋巴瘤的定义和分类，以及与其他部位淋巴瘤不同的特点。本书有以下特点：

1. 实践与理论紧密结合：本书每个单元都从实际病例的引入开始，通过对临床病史的介绍、皮肤病变肉眼观察和显微镜下组织学特征图片的展示，向读者发出该病例是什么诊断的提问，给读者思考、判断的机会，激发读者参与诊断疾病的积极性。然后，经过病变组织的免疫表型分析，基因和分子遗传学的检测，将该疾病的全貌完整地展示出来，最后做出疾病诊断。同时，本书还专门做了相关疾病的鉴别诊断分析，以避免误诊。为了验证该诊断是否正确，书中还进一步介绍该病例的治疗和随访情况。在展示了病例的全貌后，作者结合 WHO 分类和相关文献对该病例的特点、难点从理论上做了深入的讨论，让读者的认识从实践进一步上升到理论。

2. 病例丰富，覆盖面广：书中共收集了 50 例非常有价值的病例，涉及常见病和罕见病，包括 T 细胞淋巴瘤、B 细胞淋巴瘤、霍奇金淋巴瘤、假性淋巴瘤、Rosai-Dorfman 病、朗格汉斯细胞组织细胞增生症、慢性淋巴细胞白血病伴发的蚊虫叮咬样反应等。有助于读者深入认识常见病并开阔眼界。

3. 图文并茂：本书近 260 页。除丰富的文字描述外，书中还呈现了 646 幅高质量的图片，很多是珍贵的典型图片，其中包括了皮肤病变的肉眼大体照片、显微镜下 HE 染色的组织形态学图片、免疫表型图片、荧光原位杂交图片等。图文结合使读者更能准确地理解疾病的形态特征。

4. 既是专著也是工具书：本书可作为初学者和普通医生系统学习的参考材料，也可以作为皮肤科医生、病理医生以及相关学科读者的查阅工具书。

　　我与陈浩教授在学术上交往多年，深知陈教授长期工作在临床第一线，对疑难疾病做了深入研究。陈教授是一位既懂得皮肤病临床又深谙皮肤病病理的临床医生、病理医生、严谨学者。陈教授的这本专著不仅具有很强的实用性，还将大力推动我国皮肤淋巴瘤诊断水平的提高。本书的面世也将进一步提升我国皮肤淋巴瘤的学术内涵。

2022 年 5 月 26 日于北京

前 言

———————— ✳ ————————

本书大部分病例为自己多年在临床实践中遇到的病例，因疫情居家的时候开始筛选、整理和撰写，近日成书，作为过往学习的一个记录。

皮肤淋巴组织增生性病变相对少见，且种类繁多，诊断多需要临床表现密切结合组织病理，多数皮肤科和病理科医生不熟悉此类疾病。书中除了逐一介绍各类原发性和继发性皮肤淋巴瘤和部分相关性疾病，展示典型的临床和组织学表现外，也包含自己的一些诊断思维和对疾病的认识，希望能够对读者有所帮助。也正是因为这些思维和认识多有偏颇之处，加上受制于诊断当时的条件和能力，本书有诸多可商榷的地方，希望能得到大家的批评和指正。

二十年前，蒙徐小柯、邓丹琪老师不弃，将我收入皮肤科学习，其间更得冒长峙、张佩莲等昆明医科大学第二附属医院皮肤科老师的悉心教导；又有幸能在孙建方老师和周小鸽老师门下学习皮肤病理和淋巴瘤病理，亦受益于曾学思、章青及皮肤病研究所诸位老师的培训和指导；在日常工作中与皮肤科及病理科各位同道、师友的交流也让我获益良多。感谢家人、各位老师及朋友给我的支持和力量。

感谢多年来各位患者及家属的信任和帮助。感谢王智敏老师的细致工作，使得本书能顺利出版。

陈浩

2022 年 5 月

目　　录

第三篇

原发性皮肤 T 细胞淋巴瘤，其他类型　101

第四篇

皮肤 B 细胞淋巴瘤　147

原发性皮肤淋巴瘤
分类简介

原发性皮肤淋巴瘤指发生在皮肤，且诊断时没有皮肤外器官受累证据的非霍奇金淋巴瘤。其发生率在结外非霍奇金淋巴瘤中位列第二，年发生率约为 1/10 万。与淋巴结内淋巴瘤不同，皮肤 T 细胞淋巴瘤（cutaneous T-cell lymphoma，CTCL）占所有原发皮肤淋巴瘤的 75%～80%，而皮肤 B 细胞淋巴瘤（cutaneous B-cell lymphoma，CBCL）仅占 20%～25%[1]。近年来对皮肤淋巴瘤分类中具有重要意义的 3 种分类法是欧洲肿瘤研究和治疗组织（European Organization for Research and Treatment of Cancer，EORTC）（1997 版），世界卫生组织（World Health Organization，WHO）（2001 版、2008 版和 2016 年修改版）和 EORTC-WHO（2005 版和 2018 版）提出的，现在后两者较为常用。

2005 年，由于发现 EORTC（1997 版）和 WHO（2001 版）对于原发性皮肤淋巴瘤的分类均存在不足，为了统一标准，使各地区的研究具有可比性，出现了 WHO-EORTC 分类法[2]。在此基础上，2008 年的 WHO 版[3] 则更加强调了临床表现在疾病分类中的作用，将原发性皮肤滤泡中心淋巴瘤（primary cutaneous follicle center lymphoma，pcFCL）和原发性皮肤弥漫大 B 细胞淋巴瘤，腿型（primary cutaneous diffuse large B-cell lymphoma，leg type，pcDLBCL，LT）列为独立病种。在 T 和 NK 细胞淋巴瘤的分类中，将原发性皮肤 γ/δ T 细胞淋巴瘤 [primary cutaneous gamma-delta（γ/δ）T-cell lymphoma，pcGDTCL]、原发性皮肤侵袭性嗜表皮 CD8+ 细胞毒性 T 细胞淋巴瘤（primary cutaneous CD8+ aggressive epidermotropic cytotoxic T-cell lymphoma，CD8+ AECTCL）、原发性皮肤 CD4+ 小 / 中 T 细胞淋巴瘤（primary cutaneous CD4+ small/medium T-cell lymphoma）列为独立的疾病；将种痘水疱病样淋巴瘤（hydroa vacciniforme-like lymphoma）作为一种 EB 病毒（EBV）阳性的儿童 T 淋巴细胞增殖性疾病列为独立疾病。

2017 年 WHO[4] 和 2018 年 WHO-EROTC[5] 的分类中，主要的改变是将原发性皮肤肢端 CD8+ T 细胞淋巴瘤列为一种独立的疾病；由于预后良好，将原发性皮肤 CD4+ 小 / 中多形性 T 细胞淋巴瘤改为原发性皮肤 CD4+ 小 / 中 T 细胞淋巴增殖性疾病（primary cutaneous CD4+ small/medium T-cell lymphoproliferative disorder，CD4+ pcSM-TCLD）；考虑到疾病呈谱系改变，将种痘水疱病样淋巴瘤改为种痘水疱病样淋巴增殖性疾病（hydroa vacciniforme-like lymphoproliferative disorder）；而在 CBCL 中，将 EB 病毒阳性黏膜皮肤溃疡（Epstein-Barr virus positive mucocutaneous ulcer，EBV MCUs）列为一个新的临时独立病种。

由于皮肤是人体最大的器官，临床上除了原发于皮肤的淋巴瘤外，还经常能遇见结内淋巴瘤或白血病累及皮肤，所以在诊断原发性皮肤淋巴瘤时，需要除外皮肤继发的病变，因为两者治疗及患者预后完全不一样。

本书将在 2018 年 WHO-EORTC 原发性皮肤淋巴瘤分类（表 1 和表 2）的基础上，结合 2017 年 WHO 淋巴造血系统肿瘤分类，以病例的形式来介绍常见及部分少见的原发性皮肤淋巴瘤，同时介绍一些常常以皮损为首发表现的系统淋巴瘤及相关疾病，强调诊断的思路及鉴别诊断。

表 1　2018 年 WHO-EROTC 原发性皮肤 T 细胞淋巴瘤分类[5]

蕈样肉芽肿

蕈样肉芽肿的亚型和变异型

　　嗜毛囊性蕈样肉芽肿

　　佩吉特样网状组织细胞增生症

　　肉芽肿性皮肤松弛症

Sézary 综合征

成人 T 细胞白血病 / 淋巴瘤

原发性皮肤 CD30+ 淋巴细胞增殖性疾病

　　原发性皮肤间变性大细胞淋巴瘤

　　淋巴瘤样丘疹病

皮下脂膜炎样 T 细胞淋巴瘤

结外 NK/T 细胞淋巴瘤，鼻型

慢性活动性 EB 病毒感染

　　种痘水疱病样淋巴增殖性疾病

　　严重蚊虫叮咬过敏反应

原发性皮肤外周 T 细胞淋巴瘤，少见类型

　　原发性皮肤侵袭性嗜表皮 CD8+ 细胞毒性 T 细胞淋巴瘤

　　原发性皮肤 γ/δ T 细胞淋巴瘤

　　原发性皮肤肢端 CD8+T 细胞淋巴瘤

　　原发性皮肤 CD4+ 小 / 中 T 淋巴细胞增殖性疾病

原发性外周 T 细胞淋巴瘤，非特殊类型

表 2　2018 年 WHO-EROTC 原发性皮肤 B 细胞淋巴瘤分类[5]

原发性皮肤滤泡中心淋巴瘤

原发性皮肤边缘区 B 细胞淋巴瘤

原发性皮肤弥漫大 B 细胞淋巴瘤，腿型

EB 病毒阳性黏膜皮肤溃疡（暂定类型）

血管内大 B 细胞淋巴瘤

参考文献

[1] Wilcox RA. Cutaneous B-cell lymphomas: 2016 update on diagnosis, risk-stratification, and management. Am J Hematol, 2016, 91(10): 1052-1055.

[2] Willemze R, Jaffe ES, Burg G, et al. WHO-EORTC classification for cutaneous lymphomas. Blood, 2005, 105(10): 3768-3785.

[3] Swerdlow SH, Campo E, Harris NL, et al. WHO Classification of Tumours of Haematopoietic and Lymphoid Tissues. 4th ed. Lyon: IARC Press, 2008.

[4] Swerdlow SH, Campo E, Harris NL, et al. (Eds.): WHO Classification of Tumours of Haematopoietic and Lymphoid Tissues. revised 4th ed. Lyon: IARC Press, 2017.

[5] Elder DE, Massi D, Scolyer RA, et al. WHO Classification of Skin Tumours. 4th ed. Lyon: IARC Press, 2018.

第一篇

蕈样肉芽肿及其变异型和 Sézary 综合征

| 病例 1 |

陈浩

【临床病史】患者，女性，44 岁，躯干四肢浸润性红斑、斑块、肿块反复 6 年，外院经过 2 次多药化疗后皮损复发 1 个月。

【临床表现】

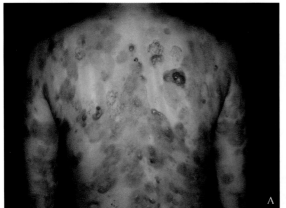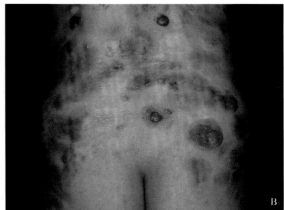

图 1.1　躯干四肢可见大小不一、多发红斑，斑块和肿块

【组织学表现】

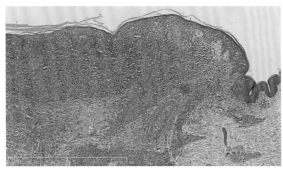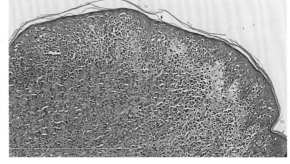

图 1.2　真皮内可见弥漫或灶状淋巴细胞浸润（5×）　　图 1.3　部分异型细胞移入表皮，形成微脓肿（10×）

> 👨‍⚕️ 您的诊断？

【免疫组织化学】异型细胞表达 CD3（图1.4）、CD4（图1.5）、CD5；CD30 散在阳性；而 CD8 散在阳性（图1.6）、CD20 散在阳性（图1.7），GrB、CD25、CD56 均阴性。

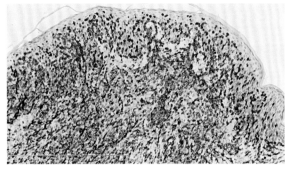

图 1.4　异型细胞表达 CD3（10×）

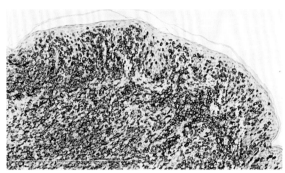

图 1.5　异型细胞表达 CD4（10×）

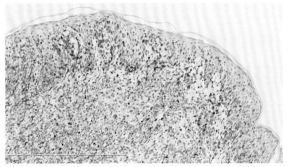

图 1.6　CD8 散在阳性（10×）

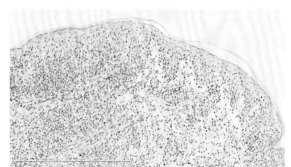

图 1.7　CD20 散在阳性（10×）

【原位杂交】EBER：阴性。

【实验室检查】白细胞：2.5×10^9/L。外周血流式细胞检查：阴性。

【诊断】蕈样肉芽肿，ⅡB 期（mycosis fungoides，stage ⅡB）

【治疗和随访】西达本胺联合皮肤定向治疗后皮损缓解（图1.8），6 个月后部分皮损复发，再次治疗仍然有效，目前随访中。

【讨论】

蕈样肉芽肿（MF）是原发性皮肤 T 细胞淋巴瘤中最常见的类型，是起源于皮肤成熟 T 淋巴细胞的低度恶性非霍奇金淋巴瘤，约占原发性皮肤 T 细胞淋巴瘤的 50%。本病常见，多累及中老年人，但儿童及青年人也可发生。典型病例临床

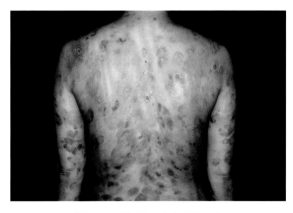

图 1.8　治疗 1 个月后图片

上皮损表现为斑片、斑块、肿瘤，进展缓慢。组织学特征为具有脑回状核、体积小到中等的淋巴细胞嗜表皮性浸润。

【临床表现】

MF 皮损表现为逐渐发生的斑片、斑块和肿瘤病变，皮损常为多发，也可单发，病程缓慢。最初的皮损通常是小的鳞屑性斑片，好发于非曝光部位如臀部、下腹部和大腿，渐形成隆起的斑块，最终形成肿瘤。肿瘤性皮损表现为结节，常伴溃疡，这时病变可不局限于非曝光区域皮肤，也可扩散至淋巴结、骨髓和其他皮肤外器官。这是大多数典型患者的临床表现，对诊断非常重要。需要注意，即使存在肿瘤性皮损，如本例患者，仍可见斑片及斑块性皮损。三种皮损表现如下：

1）斑片：皮损好发于臀部和躯干的非曝光部位，为界限不清的红斑，伴细小干燥性鳞屑，由于表皮萎缩和真皮乳头弹力纤维的缺失，使皮疹有轻度皱褶感和折光感（图 1.9）。皮疹可为红色、黄红、淡褐色，多伴有色素沉着（图 1.10A）或色素减退（图 1.10B），也可表现为异色病样（图 1.10C）。红斑可长期存在，仅 12% 的患者可进一步发展。

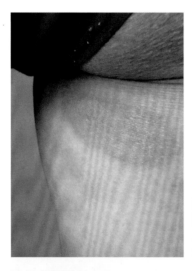

图 1.9 MF 斑片的典型皮损，大腿后侧红斑，伴细小干燥性鳞屑，轻度皱褶感和折光感

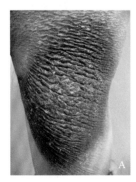
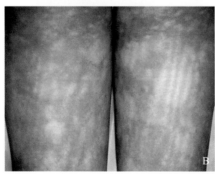
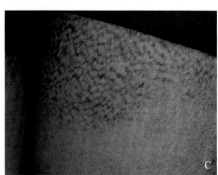

图 1.10 分别为 MF 的色素沉着性斑片（A）、色素减退性斑片（B）和异色性皮损（C）

2）**斑块**：皮损往往呈增厚的、不规则隆起性斑块，表面紧张、发亮、凹凸不平，可泛发全身，也可局限于某些部位，常常伴有明显的瘙痒（图 1.11A）。

3）**肿瘤**：通常在斑块性损害的基础上逐渐出现肿瘤，可有破溃，除肿瘤外，还可见到斑片和斑块性皮损（图 1.11B）。

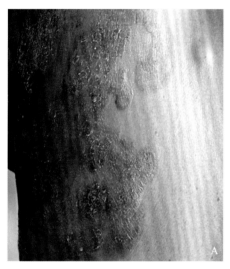
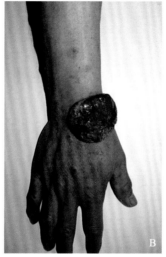

图 1.11 分别典型 MF 斑块（A）及肿瘤（B）性皮损，即使存在肿瘤性皮损，仍可见到小的斑片性皮损

【组织学特点】

典型表现为真皮内有数量不等的淋巴样细胞浸润，部分细胞移入表皮，形成 Pautrier 微脓疡。疾病早期细胞异型不明显，只有少数患者可以出现 Pautrier 微脓疡，所以异常的病理模式和详细的临床检查在早期诊断中更为重要。

1）**斑片**：诊断困难，有时需要多次取材。表皮常无变化，也可为银屑病样增生，真皮乳头层可见数量不等的单个核细胞片状或带状浸润。表皮海绵水肿不明显，常有单个细胞嗜表皮，细胞核周围常有空晕，浸润细胞常集中在表皮基底层形成串珠样改变，但形成 Pautrier 微脓疡很少见。细胞异型性不明显，嗜表皮的细胞体积比真皮内的细胞大。由于增生的胶原纤维平行于表皮或围绕皮突层状排列，使得真皮乳头层变宽，纤维化明显，弹力纤维消失（图 1.12 和图 1.13）。

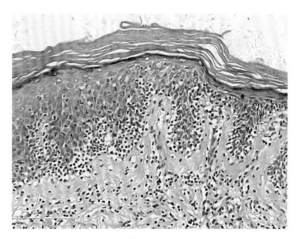

图 1.12 角化过度，棘细胞水肿不明显，多数单个核细胞移入表皮，细胞核周有空晕，真皮乳头可见胶原纤维增生（20×）

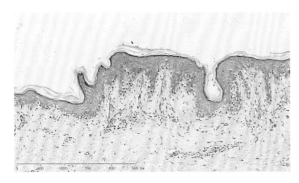

图 1.13　可见细胞沿着基底层细胞串珠状分布，真皮乳头可见胶原纤维增生（10×）

2）斑块：皮损组织学有诊断价值，表皮通常为银屑病样增生，淋巴细胞嗜表皮现象明显，真皮上部见单一核细胞密集带状或片状浸润（图 1.14），Pautrier 微脓疡较斑片多见（图 1.15）；细胞不规则、有深染的脑回状核（图 1.16）。附属器（尤其毛囊皮脂腺和汗腺）周围可见肿瘤细胞浸润，并可见淋巴细胞嗜附属器上皮的现象。可伴有明显的宿主免疫反应，即有明显的小淋巴细胞、组织细胞、朗格汉斯细胞、嗜酸性粒细胞及浆细胞的浸润，容易误诊为炎症性疾病或感染性肉芽肿（图 1.17）。

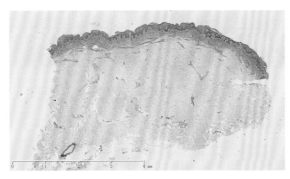

图 1.14　真皮浅层可见宽带状分布的淋巴细胞浸润（2.5×）

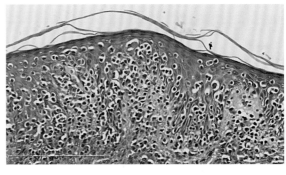

图 1.15　表皮轻度不规则增生，海绵水肿不明显，淋巴细胞移入表皮，形成 Pautrier 微脓肿（20×）

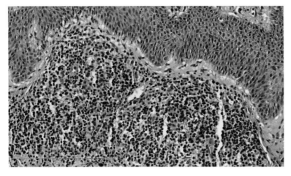

图 1.16　真皮浅层可见淋巴细胞团块状浸润，细胞中等大小，核轻度扭曲（20×）

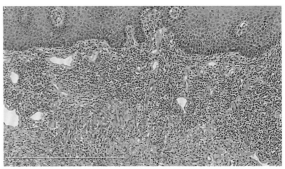

图 1.17　棘层可见散在淋巴细胞移入表皮，真皮浅层可见带状分布的淋巴样细胞，其下可见较多上皮样细胞，散在嗜酸性粒细胞浸润，伴血管扩张（10×）

3）肿瘤：细胞嗜表皮现象不明显，真皮内有大量密集的细胞浸润，可累及皮下组织，肿瘤细胞核异型，深染，核分裂象易见（图 1.18 和图 1.19）。50% 的患者可以发生大细胞转化现象，表现为肿瘤细胞出现母细胞改变，具有大而泡状的核及明显的核仁；大细胞比例超过 25% 或形成微结节改变（图 1.20）。

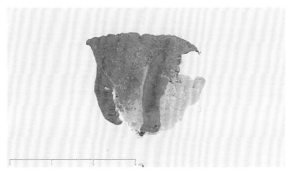

图 1.18　真皮全层可见淋巴细胞弥漫结节状浸润（0.6×）

图 1.19　淋巴细胞中等大小，弥漫分布，核扭曲（10×）

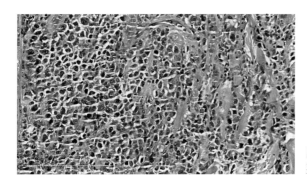

图 1.20　真皮内肿瘤形成结节状，细胞核大，深染，异型明显，部分细胞可见小核仁（20×）

【免疫表型和分子遗传学】

肿瘤表达 α/β 型辅助记忆 T 细胞免疫表型：βF1⁺、CD3⁺、CD4⁺、CD5⁺、CD8⁻；少部分病例表达细胞毒性 T 细胞免疫表型：βF1⁺、CD3⁺、CD4⁻、CD5⁺、CD8⁺，个别表达 γ/δ 型 T 细胞免疫表型：βF1⁻、CD3⁺、CD4⁻、CD5⁺、CD8⁺。在后两种情况下，需要结合临床除外侵袭性细胞毒性淋巴瘤（例如 CD8⁺ 侵袭性嗜表皮细胞毒性 T 细胞淋巴瘤和 γ/δ T 细胞淋巴瘤），不同免疫表型的 MF 预后类似。肿瘤细胞一般不表达 TIA-1（T-cell intracytoplasmic antigen 1）、颗粒酶 B 和穿孔素，但是 10% 的肿瘤性皮损可以表达 TIA-1 和颗粒酶 B，尤其是在发生大细胞转化的时候，此时，部分大细胞还可表达 CD30。大部分患者可出现 TCR 重排。

【诊断及鉴别诊断】

需要结合临床与组织学的特征来诊断，早期病变往往需多次活检或连续切片方能诊断。早期病变组织学改变常常不典型，棘层水肿不明显、淋巴细胞移入表皮的特殊模式（串珠状排列和 Pautrier 微脓肿）、真皮乳头层胶原纤维增多有助于诊断。需要注意，炎症性皮肤病可见朗格汉斯细胞在棘层聚集，容易误诊为 Pautrier 微脓肿（图 1.21），细胞形态及免疫组织化学有助于鉴别。TCR 重排阳性，对诊断有帮助，但一方面早期病变中肿瘤细胞数量较少，TCR 重排检出率只能达到 50%~60%，因此 TCR 基因重排

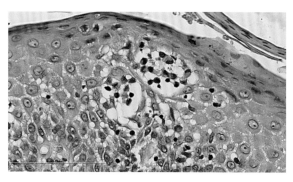

图 1.21　角化不全，朗格汉斯细胞和小淋巴细胞在海绵水肿的棘层上部聚集，类似 Pautrier 微脓肿（40×）

阴性并不能除外 MF[1]；另一方面，一些炎症性皮肤，例如扁平苔藓、硬化萎缩性苔藓、急性痘疮样苔藓样糠疹和药疹等，TCR 也可以是阳性 [2]。所以，早期 MF 诊断较为困难，需要密切结合临床、组织学、免疫组织化学和分子遗传学特点来进行诊断，诊断不明确时重复取材和长期随访是必要的。

相对斑片性皮损，斑块性皮损的临床及组织学相对特异，诊断相对容易，但由于常常伴有较多炎症细胞及肉芽肿，组织学需要与感染性或非感染性肉芽肿鉴别，本病浸润的淋巴样细胞常较肉芽肿性炎症明显，且有不同程度的嗜表皮及附属器上皮特点，有助于鉴别，当然，密切结合临床必不可少。

对于肿瘤性病变，诊断相对容易，发生大细胞转化（large cell transformation，LCT）的时候，需要与原发性皮肤间变性大细胞淋巴瘤（primary cutaneous anaplastic large-cell lymphomas，pcALCL）鉴别，两者组织学和免疫组织化学表现类似，但后者常发生于老年人，皮损单发或局限，预后很好；而 LCT 通常意味着疾病进入进展期，预后较差，所以在诊断 pcALCL 和淋巴瘤样丘疹病（lymphomatoid papulosis，LyP）之前，需要询问病史及查体，除外 MF；虽然有 pcALCL 和 LyP 伴发 MF 的报道，但笔者的临床实践中，这些患者预后和经典的 pcALCL 或 LyP 是不同的，应该诊断为 MF-LCT 和小结节性 MF。

【预后】

病程呈慢性进展性，多数患者预后较好，各期预后不同，5 年生存率 88%，年龄大于 60 岁、乳酸脱氢酶（LDH）水平、发生 LCT、分期为 4 期是本病独立的预后影响因素 [3]。

【治疗】

治疗目的包括清除皮损、提高生活质量、延长无病生存率及总体生存率。早期可采用对症处理或皮肤定向治疗（skin-directed therapy）；因为尚无有效的化疗方案，所以即使有肿瘤性皮损，如肿瘤负荷不高，系统受累不严重的患者，仍可使用皮肤定向治疗，进展期可使用多种免疫调节性药物、单抗等治疗，晚期患者可使用多药化疗后自体干细胞移植。

参考文献

[1] Ponti R, Fierro MT, Quaglino P, et al. TCR gamma-chain gene rearrangement by PCR-based GeneScan: diagnostic accuracy improvement and clonal heterogeneity analysis in multiple cutaneous T-cell lymphoma samples. J Invest Dermatol, 2008, 128(4): 1030-1038.

[2] Groenen PJ, Langerak AW, van Dongen JJ, et al. Pitfalls in TCR gene clonality testing: teaching cases. J Hematop, 2008, 1(2): 97-109.

[3] Scarisbrick JJ, Prince HM, Vermeer MH, et al. Cutaneous Lymphoma International Consortium Study of Outcome in Advanced Stages of Mycosis Fungoides and Sézary Syndrome: Effect of Specific Prognostic Markers on Survival and Development of a Prognostic Model. J Clin Oncol, 2015, 33(32): 3766-3773.

| 病例 2 |

陈浩

【临床病史】患者，男性，30 岁，左面部红斑丘疹反复 3 年。

【临床表现】

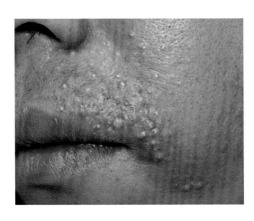

图 2.1 左上唇可见片状红斑，其上可见毛囊性丘疹和丘脓疱疹

【体格检查】左上唇可见片状红斑，其上可见毛囊性丘脓疱疹，枕部可见片状脱发区，颈肩部可见片状淡红斑，其上可见糠状鳞屑。

【实验室检查】血尿常规和肝肾功能（－）。

【组织学表现】

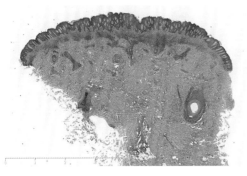
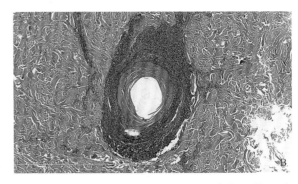

图 2.2 表皮轻度不规则增生，真皮浅层可见淋巴细胞带状浸润，此外，可见淋巴细胞密集围绕毛囊浸润（A，1.25×），并移入毛囊上皮（B，5×）

> 👤 **您的诊断?**

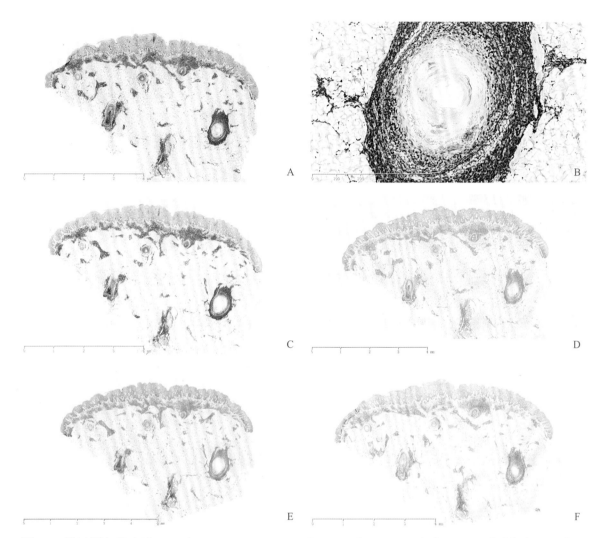

图 2.3　淋巴样细胞表达 CD3（A，1.25×；B，10×）、CD4（C，1.25×）和 CD5；而不表达 CD8（D，1.25×）、CD56、GrB 和 CD20（E，1.25×），CD7 表达丢失（F，1.25×）；ki67：阳性细胞约 10%

【诊断】嗜毛囊性蕈样肉芽肿（folliculotropic mycosis fungoides，FMF）

【治疗和随访】口服异维 A 酸（泰尔丝）＋局部 NB-UVB 照射后，皮损部分缓解，临床随访中。

【讨论】

FMF 是 MF 一种少见的临床组织学亚型，表现为具有呈脑回样核的、$CD4^+$ T 细胞侵犯毛囊。FMF 约占 MF 的 10%，男性多见，好发于头颈部[1]。FMF 皮损表现多样，常表现为群集分布的毛囊性丘疹（图 2.4A）、痤疮样皮损或浸润性斑块（图 2.4B），有时也可表现为肿瘤和狮面状斑块。约 81% 的患者继发秃发（图 2.4C），痒感较经典 MF 明显。

本病组织学表现为具有脑回状核的小淋巴样细胞围绕毛囊结构浸润，伴或不伴有毛囊黏蛋白沉

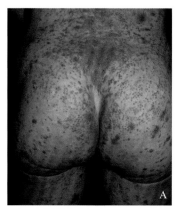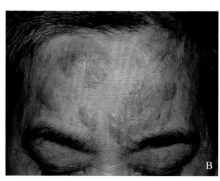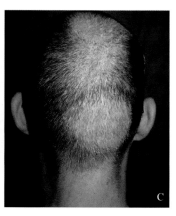

图 2.4　FMF 皮损可表现为毛囊性丘疹（A）、浸润性斑块（B）和斑秃样改变（C）

积和毛囊上皮变性，而嗜表皮不明显[2]（图 2.5）。病变早期，毛囊上皮轻度不规则增生、毛囊周围结缔组织增生伴多少不一的淋巴样细胞浸润是本病诊断的线索（图 2.6），而这时，嗜毛囊的淋巴细胞常不明显。4%～33% 的 FMF 可伴有嗜汗腺现象[3]。FMF 免疫表型和经典型 MF 一样，即表达 βF1、CD3、CD4；而不表达 CD8、CD20、CD30、CD56 和细胞毒蛋白。

　　本病临床需与表现为毛囊性皮损的疾病鉴别，例如痤疮、毛发扁平苔藓、嗜酸性毛囊炎、毛发

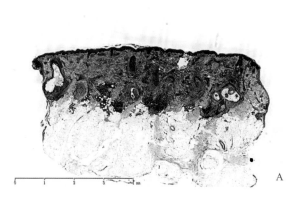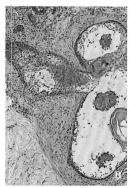

图 2.5　病变主要围绕毛囊，而表皮未见明显受累（A，1.25×），可见毛囊变性、黏蛋白沉积，局部可见淋巴细胞移入毛囊（B，10×）

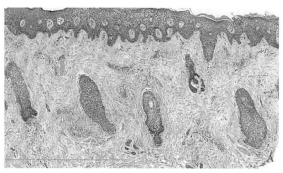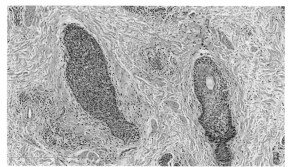

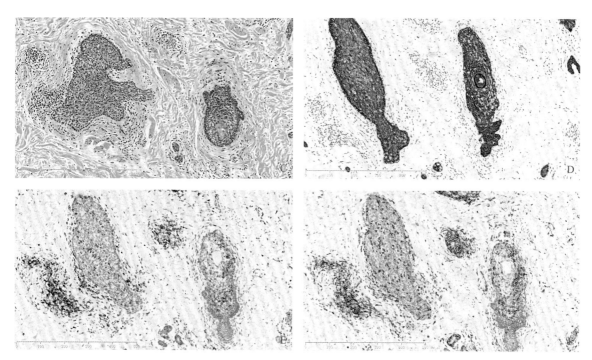

图 2.6　FMF 早期病变：病变主要围绕毛囊，而表皮未见明显受累（A，5×），可见毛囊周围结缔组织增生、灶状淋巴样细胞浸润并移入毛囊上皮（B，10×）、部分毛囊上皮不规则增生（C，10×）；免疫组织化学 CK 显示毛囊上皮内有移入的淋巴细胞（D，10×），且淋巴细胞表达 CD3（E，10×）和 CD4（F，10×）

苔藓和斑秃等鉴别。毛发扁平苔藓临床呈瘢痕性脱发、组织学为毛囊漏斗部界面皮炎伴灶状淋巴细胞浸润，有明显的胶样小体，毛囊常破坏，而不表现为毛囊上皮不规则增生；嗜酸性毛囊炎临床可表现为红斑基础上丘脓疱疮，但无脱发，组织学显示嗜酸性毛囊炎及毛囊周围炎；毛发苔藓通常对称分布，无瘙痒和脱发；斑秃没有红斑及糠状鳞屑。眉毛脱落是 FMF 早期常见的临床表现，容易和麻风混淆，但后者常见于多菌型麻风，通常没有表皮受累的表现，如糠状鳞屑。

　　FMF 组织学需要与特发性的毛囊黏蛋白病鉴别，后者可见于多种良性疾病，存在毛囊黏蛋白变性和淋巴及组织细胞移入毛囊上皮，且 TCR 可阳性，但受累毛囊常较局限，不伴有毛囊上皮的增生[4-5]。FMF 与假淋巴瘤性毛囊炎鉴别较困难，后者无毛囊破坏，病变倾向于单发，可自行消退。

　　本病预后和分期相关，表现为局限性斑片或斑块时，预后和经典斑块期 MF 相当，5 年和 10 年的总生存率（OS）分别是 92%～94% 和 72%，临床表现为肿瘤或红皮病时或伴有系统受累时，预后较差，5 年和 10 年的 OS 分别是 55%～69% 和 28%[6-7]。由于肿瘤细胞主要位于真皮毛囊周围，常规的皮肤定向治疗［如补骨脂素光化学疗法（PUVA），外用激素及氮芥］疗效欠佳，而全身皮肤电子束照射常有效，但很少能维持完全缓解。所以，需要考虑联合治疗，可考虑维 A 酸类药物联合应用 PUVA 或干扰素治疗。局部放疗适用于持续存在的肿瘤性皮损。

参考文献

[1] Kazakov DV, Burg G, Kempf W. Clinicopathological spectrum of mycosis fungoides. J Eur Acad Dermatol Venereol, 2004, 18(4): 397-415.

[2] Gerami P, Rosen S, Kuzel T, et al. Folliculotropic mycosis fungoides: An aggressive variant of cutaneous T-cell lymphoma. Arch Dermatol, 2008, 144(6): 738-746.

[3] Bakar O, Seçkin D, Demirkesen C, et al. Two clinically unusual cases of folliculotropic mycosis fungoides: One with and the other without syringotropism. Ann Dermatol, 2014, 26(3): 385-391.

[4] Hooper KK, Smoller BR, Brown JA. Idiopathic follicular mucinosis or mycosis fungoides? Classification and diagnostic challenges. Cutis, 2015, 95(6): E9-E14.

[5] Trager MH, Queen D, Chen D, et al. Demodex-induced follicular mucinosis of the head and neck mimicking folliculotropic mycosis fungoides. JAAD Case Rep, 2020, 24; 6(4): 266-272.

[6] van Santen S, Roach RE, van Doorn R, et al. Clinical staging and prognostic factors in folliculotropic mycosis fungoides. JAMA Dermatol, 2016, 152(9): 992-1000.

[7] Mitteldorf C, Stadler R, Sander CA, et al. Folliculotropic mycosis fungoides. J Dtsch Dermatol Ges, 2018, 16(5): 543-557.

病例 3

陈浩　孙建方

【临床病史】患者，男性，32 岁，右腹股沟松弛性皮肤肿物 1 年，加重半年。

【临床表现】

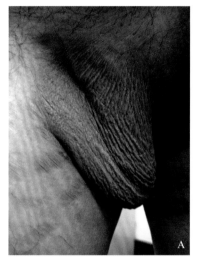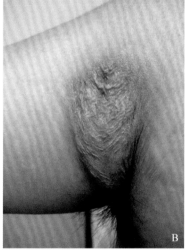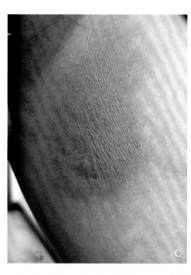

图 3.1　右侧腹股沟（A）及同侧腋下（B）可见质地软的斑块，表面皮纹皱缩，右侧腹股沟皮损呈悬垂状，左侧大腿内侧可见浸润性红斑，表面轻度打皱，伴糠状鳞屑，类似于经典 MF（C）

【体格检查】未见浅表淋巴结肿大。

【实验室检查】血尿常规及肝肾功能阴性。

【组织学表现】

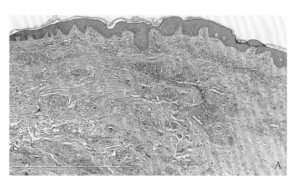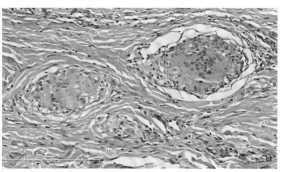

图 3.2　病变主要累及真皮全层及皮下脂肪，真皮浅层可见局灶性带状淋巴样细胞浸润（A，5×），高倍显示真皮内可见较多的多核巨细胞浸润，其细胞核多达数十个，多核巨细胞周围可见少许淋巴样细胞（B，20×）

> 👨‍⚕️ 您的诊断?

【免疫组织化学】

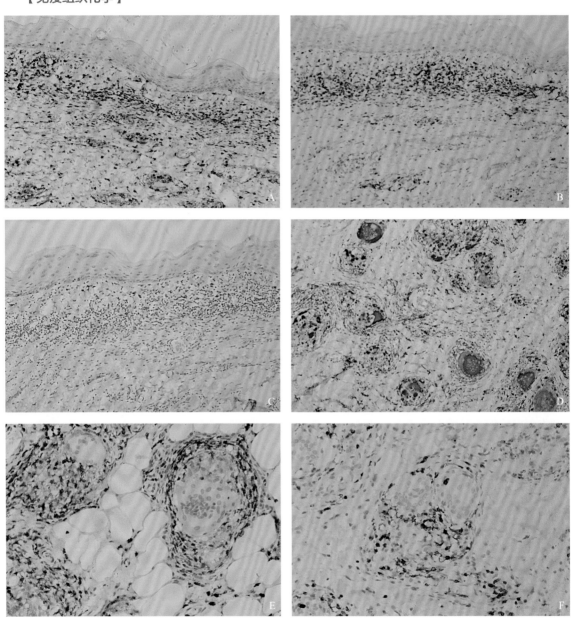

图 3.3　真皮浅层带状浸润的淋巴细胞表达 CD3（A，10×）、CD4（B，10×）和 CD5，而不表达 CD8（C，10×）、CD20、CD30、CD56、TIA-1 和 GrB；组织细胞表达 CD68（D，10×），其周围淋巴样细胞表达 CD3（E，20×）和 CD4（F，20×）

【诊断】肉芽肿性皮肤松弛症（granulomatous slack skin，GSS）

【治疗和随访】局部切除后临床随访。

【讨论】

GSS 较为少见，在 2008 年 WHO 淋巴造血组织肿瘤分类中，将本病归为 MF 三种独特的临床和组织学变异型之一[1]。

GSS 特征性表现为皮肤皱襞处发生的局限性皮肤松弛下垂，好发于腋窝和腹股沟，也可见于躯干，早期改变和经典型 MF 类似。病程缓慢，典型皮损可见真皮全层及皮下脂肪内单个核细胞、多核巨细胞形成的肉芽肿样浸润，多核巨细胞核数目较多，可多达数百个，其周围常有单一核细胞浸润，弹力纤维染色常常可以发现多核巨细胞内有吞噬的弹力纤维，有时也可类似经典型 MF，即出现异型淋巴细胞移入表皮。异型淋巴样细胞免疫表型和 MF 一样，即表达 CD3$^+$、CD4$^+$、CD8$^-$；偶有 CD8$^+$ 的病例，而多核巨细胞表达 CD68。常常存在 TCR 克隆性重排。

本病临床需要与获得性皮肤松弛鉴别，后者皮损通常多发，皱褶不是好发部位，组织学可以鉴别两者。组织学上 GSS 需与肉芽肿性 MF（granulomatous MF，GMF）及其他有明显肉芽肿形成的淋巴瘤进行鉴别。肉芽肿可以在多种原发性皮肤淋巴瘤中观察到，例如 Sézary 综合征、ALCL、皮下脂膜炎样 T 细胞淋巴瘤（subcutaneous panniculitis-like T-cell lymphoma）和 B 细胞淋巴瘤。由于 MF 病程慢性，肉芽肿改变在 MF 的组织学中无疑是最常见的，虽然认为其是机体对肿瘤细胞的一种免疫反应，但形成机制尚不清楚。

GMF 临床表现与经典的 MF 相同，仅组织学上存在肉芽肿改变，和 GSS 组织学改变有一定的重叠[2]。GMF 的肉芽肿反应可呈结节病样、环状肉芽肿样或坏死性肉芽肿样[3]，可有多核巨细胞，但通常很少见到如 GSS 这样细胞核数目众多的多核巨细胞，而且淋巴样细胞数目也较本病为多，其组织细胞吞噬的弹力纤维也不如 GSS 明显。两者最大的不同还是临床表现和预后，GSS 预后较好，而 GMF 的 5 年生存率仅为 66%[4]。

多数 GSS 患者病程极为缓慢，预后良好，但也有累及内脏的报道，而且本病继发其他淋巴瘤的危险性高，患者可合并霍奇金淋巴瘤及经典 MF，所以长期随访是必需的。GSS 没有标准治疗，有使用 PUVA、氮芥和激素外用、干扰素及免疫抑制剂治疗有效的病例，也可手术切除皮损，但术后容易复发。

参考文献

[1] Swerdlow SH, Campo E, Harris NL, et al. WHO Classification of Tumours of Haematopoietic and Lymphoid Tissues. 4th ed. Lyon: IARC Press, 2008.

[2] Kempf W, Ostheeren-Michaelis S, Paulli M. et al. Granulomatous mycosis fungoides and granulomatous slack skin: a multicenter study of the Cutaneous Lymphoma Histopathology Task Force Group of the European Organization For Research and Treatment of Cancer (EORTC). Arch Dermatol, 2008, 144(12): 1609-1617.

[3] Rongioletti F, Cerroni L, Massone C, et al. Different histologic patterns of cutaneous granulomas in systemic lymphoma. J Am Acad Dermatol, 2004, 51(4): 600-605.

[4] Kim YH, Liu HL, Mraz-Gernhard S, et al. Long-term outcome of 525 patients with mycosis fungoides and Sézary syndrome: clinical prognostic factors and risk for disease progression. Arch Dermatol, 2003, 139(7): 857-866.

| 病例 4 |

缪秋菊　布文博　徐秀莲　姜祎群　陈浩

【临床病史】患者，男性，70 岁，双下肢多发角化性斑块 10 年，部分可自行消退。

【临床表现】

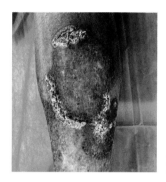

图 4.1　下肢可见环状斑块，角化过度，部分消退，留色素沉着

【体格检查】未见浅表淋巴结肿大。

【实验室检查】血尿常规及肝肾功能检查阴性。

【组织学表现】

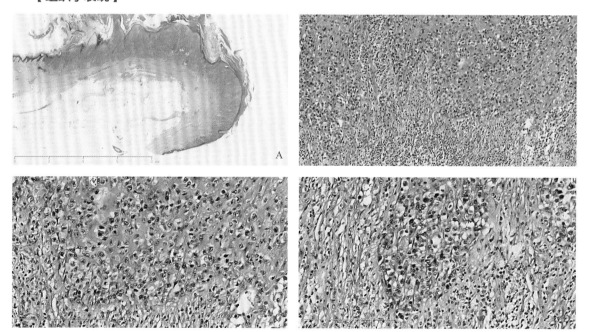

图 4.2　病变处明显角化过度伴角化不全，棘层肥厚（A，0.72×）；棘层明显增厚，其内可见较多的淋巴样细胞，真皮浅层可见带状分布的淋巴细胞（B，10×）；移入表皮的淋巴细胞核大、深染，异型明显，部分可见核周空晕（C 和 D，20×）

> 👤 **您的诊断？**

【免疫组织化学】

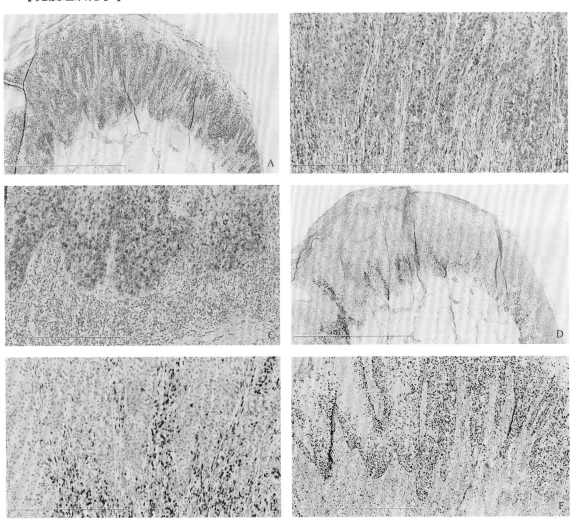

图 4.3 移入表皮的淋巴样细胞表达 CD3（A，2.5×）、CD4（B，10×）和 CD30（C，10×），但不表达 CD20（D，2.5×）、CD8（E，10×）和 CD56；而真皮的小淋巴样细胞部分表达 CD3、CD8 和 CD20，但不表达 CD4；Ki67 显示表皮内淋巴样细胞增殖指数 40%（F，10×）；EBER：阴性

【诊断】佩吉特样网状组织细胞增生症（pagetoid reticulosis，PR）

【治疗和随访】局部进行光动力削剥治疗后，皮损消退，留下色沉，目前随访 2 年余，病情稳定，

无新发皮损。

【讨论】

本病少见，既往分为局限型（Woringer-Kolopp 型）和播散型（Ketron-Goodman 型），2008 年 WHO 淋巴造血组织肿瘤分类[1] 将前者列为 MF 的一种特殊临床组织学亚型，后者则被归类为原发性皮肤侵袭性嗜表皮 CD8⁺T 细胞淋巴瘤或皮肤 γ/δ T 细胞淋巴瘤。本病临床表现为红色至红棕色，孤立性银屑病样角化过度性斑片或斑块，好发于成人的肢端，也有儿童发病的报道[2]，病程较长，进展缓慢，临床容易误诊为湿疹、银屑病、鲍恩病和着色真菌病或疣状皮肤结核[3]。

组织学表现为表皮角化过度和（或）角化不全，伴棘层肥厚，增生的表皮内可见单个核细胞单个或成巢分布，类似佩吉特病和黑素瘤，浸润细胞体积大，核深染、形态不规则，核仁明显，胞质丰富，常见核周空晕。真皮浅层血管周围可见反应性的小淋巴细胞和组织细胞混合浸润，肿瘤细胞少见。表皮内异型的 T 细胞表达 CD3⁺、CD4⁺、CD8⁻ 或 CD3⁺、CD4⁻、CD8⁺ 表型，类似于经典 MF，表达 CD30 的情况不一。

PR 组织学需要与经典型 MF、原发性皮肤侵袭性嗜表皮 CD8⁺T 细胞淋巴瘤、D 型淋巴瘤样丘疹病和皮肤 γ/δ T 细胞淋巴瘤进行鉴别。相对于经典型 MF，本病皮损比较局限，基本不累及系统，而后者皮损常位于躯干的非曝光部位，病情常缓慢进展，可累及皮肤外多个器官；原发性皮肤侵袭性嗜表皮 CD8⁺ 细胞毒性 T 细胞淋巴瘤和皮肤 γ/δ T 细胞淋巴瘤均可表现为明显嗜表皮现象，但前两者皮损常多发，且不局限于肢端，病程凶险，恶性程度高；本例还表达 CD30，需要与 D 型 LyP 鉴别，后者多为多发丘疹，皮损有消退可能，临床表现即可鉴别。

本病预后较好，没有系统受累的报道，首选放射治疗或外科切除，部分病例外用氮芥或糖皮质激素治疗有效，本例用光动力治疗也取得较好的效果，相对于其他方案，副作用较小，值得推荐。

参考文献

[1] Swerdlow SH, Campo E, Harris NL, et al. WHO Classification of Tumours of Haematopoietic and Lymphoid Tissues. 4th ed. Lyon: IARC Press, 2008.

[2] Margheim AM, McKenzie EC. A Solitary Scaly Plaque on the Lower Extremity of a Young Girl. JAMA Dermatol, 2020, 156(5): 585-586.

[3] Lee J, Viakhireva N, Cesca C, et al. Clinicopathologic features and treatment outcomes in Woringer-Kolopp disease. J Am Acad Dermatol, 2008, 59(4): 706-712.

病例 5

陈浩　孙建方

【临床病史】患者，男性，40岁，因颈后结节 5 个月就诊。患者 5 个月前，颈后部出现两个结节，有痒感，搔抓后出现破溃。外院活检示"T 细胞淋巴瘤"，为进一步明确诊断来我院就诊。

【临床表现】

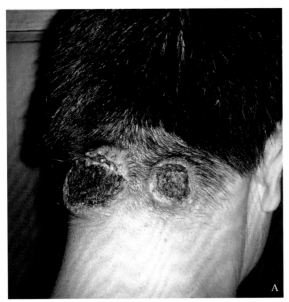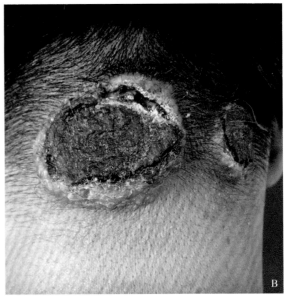

图 5.1　颈部境界清楚的 2 个肿块（A），边缘隆起，中央结黑色的痂（B）

【体格检查】未触及肿大淋巴结。

【实验室检查】血常规：单核细胞 11%，外周血涂片未见异型细胞。尿常规、肝肾功能未见异常。

【影像学检查】腹部 B 超及胸腹部 CT 未见异常。

【外周血流式细胞检测】阴性。

【组织学表现】颈部皮损组织学表现：见图 5.2 和图 5.3。

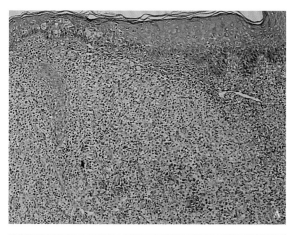

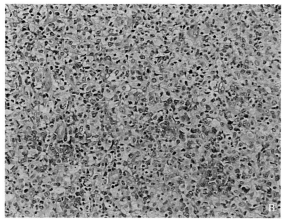

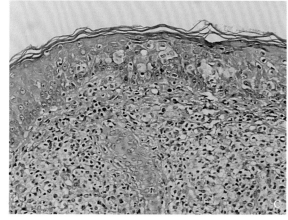

图 5.2　真皮全层可见大的单个核细胞浸润，部分细胞移入表皮（A，10×）。真皮内弥漫分布的淋巴细胞，细胞核大、深染，异型性明显，除淋巴细胞外，尚可见较多嗜酸性粒细胞浸润（B，20×）。图 C 显示胞质丰富的大细胞移入表皮（20×）

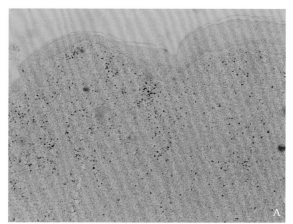

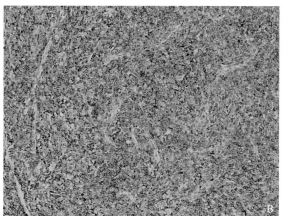

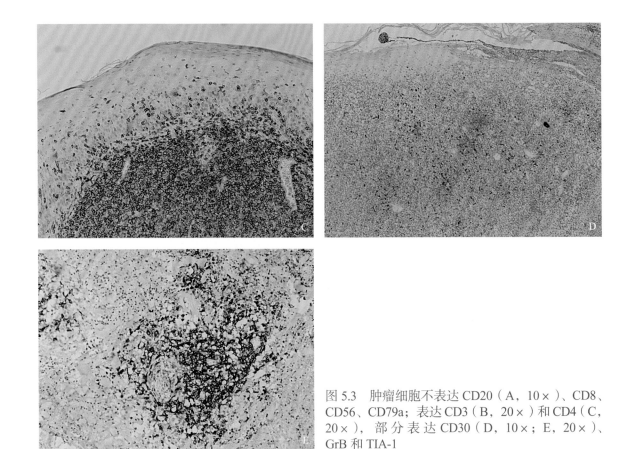

图 5.3 肿瘤细胞不表达 CD20（A，10×）、CD8、CD56、CD79a；表达 CD3（B，20×）和 CD4（C，20×），部分表达 CD30（D，10×；E，20×）、GrB 和 TIA-1

> 👤 **您的诊断?**

患者外院病理考虑原发性皮肤间变性细胞淋巴瘤，入我院后，查体发现躯干可见片状红斑，表现如图 5.4。

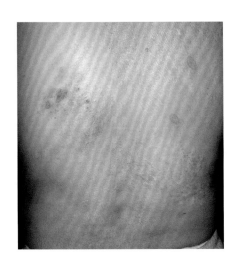

图 5.4 背部可见多发片状红斑，伴簇集丘疹和抓痕结痂，腰部皮损可见鱼鳞病样改变

【皮损病理表现及免疫组织化学】 背部皮损病理及免疫组织化学见图 5.5。

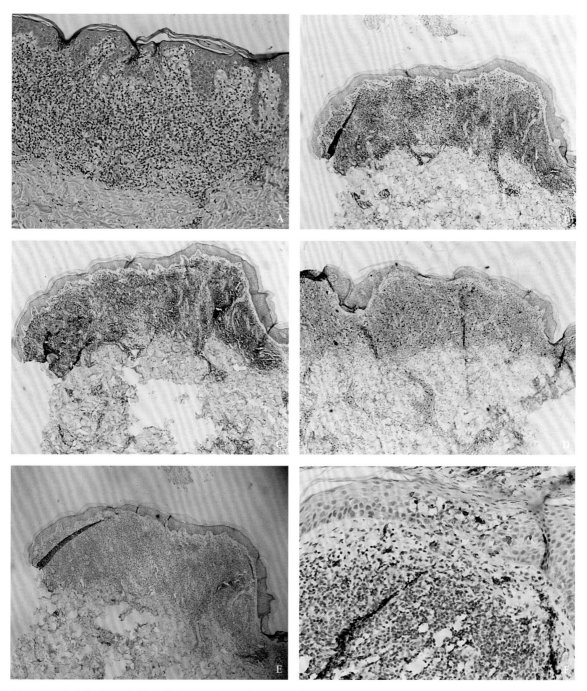

图 5.5 表皮角化过度伴灶状角化不全，真皮浅层淋巴样细胞宽带状浸润，由小到中等大小淋巴细胞构成，部分细胞移入表皮，形成 Pautrier 微脓肿（A，10×）；淋巴样细胞表达 CD3（B，4×）和 CD4（C，4×），而不表达 CD8（D，4×）、CD20（E，4×）、CD56、CD79a、GrB 和 TIA-1；CD30 阳性细胞散在分布（F，10×）；Ki67：阳性细胞约 10%

【诊断】蕈样肉芽肿伴大细胞转化，ⅡB 期（mycosis fungoides with large cell transformation，MF-LCT，stage ⅡB）

【治疗和随访】予阿维 A 30 mg/d 口服；干扰素 α-2b 200 万单位皮下注射，一周三次；颈部结节行浅层 X 线照射（一周三次，总量 16 Gy）。治疗 3 周后皮损好转出院，1 年后背部出现多发皮下肿物，病理符合 MF 的肿瘤性病变，再次治疗缓解后，患者失访。

【讨论】

蕈样肉芽肿（MF）是最常见的原发性皮肤淋巴瘤，其自然病程可达二三十年以上，皮损有三种表现，开始为斑片，发展为斑块，最后可出现肿瘤性皮损，其组织学特点为真皮浅层、小的淋巴细胞密集带状浸润，并可见肿瘤细胞嗜表皮现象。MF 发生 LCT 是指组织学上出现肿瘤细胞体积变大，约是正常小淋巴细胞的 4 倍，并且大细胞的比例超过 25% 或者局部形成小结节[1]。MF 发生 LCT 时，除了细胞体积的变化外，免疫表型也可以发生改变，大的肿瘤细胞可表达 CD30、TIA-1 和 GrB，我们对 22 例 MF-LCT 研究发现 18 例不同程度地表达 CD30，而且 9 例表达大于 75%[2]，非常容易误诊为原发性皮肤 CD30[+] 淋巴细胞增殖性疾病或外周 T 细胞淋巴瘤。

MF 的 LCT 发生率约为 8%～23%[3]，虽然 LCT 在各期 MF 均可发生，但一般来说发生于肿瘤性病变。早期 MF 发生 LCT 的比例仅为 1.4%，而在 ⅡB 和 Ⅳ期 MF，LCT 的发生率分别超过 25% 和 50%[4]。研究表明没有发生 LCT 的患者诊断后中位生存时间是 163 个月，而发生 LCT 的患者是 37 个月。MF 患者发生 LCT 出现以下特点常常提示预后不良：① LCT 发生在皮肤以外的器官；②发生在疾病早期（诊断 LCT 时病程＜2 年）；③发生在疾病进展期；④ β_2 微球蛋白和乳酸脱氢酶升高。部分研究还显示预后与是否存在毛囊性 MF 相关，但在我们的研究中并没有相关性。此外预后与患者年龄、性别、大细胞的比例及是否表达 CD30 均无关。

本例患者有长达十年的红斑、丘疹病史，近半年出现肿瘤性皮损。斑块性皮损组织学和免疫组织化学改变符合经典型 MF。颈部肿瘤显示真皮全层有成团分布的单一核细胞，细胞体积大，异型明显，大细胞除了表达 CD3 和 CD4 外，还表达 CD30 和细胞毒蛋白，免疫表型符合原发性皮肤 CD30[+] 间变性大细胞淋巴瘤（primary cutaneous anaplastic large cell lymphoma，pcALCL）。pcALCL 预后较好，5 年生存率达到 95%，而且多数患者不需要系统化疗，而 MF 发生 LCT 时预后很差，提示疾病进展，所以这也是需要鉴别两者的原因。pcALCL 临床好发于中老年人，组织学上有 75% 以上的大细胞表达 CD30，需除外 MF 后才可以诊断。虽然文献有 MF 合并 pcALCL 的报道[5-6]，但数量较少，而且均是 pcALCL 先于 MF 发生。本患者有十余年"湿疹"病史，有典型的 MF 三类皮损，而且肿瘤性皮损中表达 CD30 的细胞数量不到 40%，且有明显的嗜表皮现象，综合临床、组织学特点，本例患者符合 MF 的大细胞转化，而不是 MF 合并 pcALCL。

Gao[7] 等报道 MF 合并 pcALCL 及 MF-LCT 患者的 10 年生存率分别为 69% 和 43%。因此，当肿瘤性皮损组织学显示大于 75% 的大细胞表达 CD30 时，鉴别 MF 发生 LCT 或 MF 合并 pcALCL 十分重要。部分研究显示 GATA3 表达上调、CDKN2A/CDKN2B 表达丢失支持诊断 MF-LCT，而 ROR 相关孤儿受体 C、芳香烃受体及半乳糖凝集素 3 在 CD30$^+$ LPD 中的表达显著高于 MF-LCT。此外，存在染色体 6p25.3 位点 IRF4 和 DUSP22 重排更支持 pcALCL 的诊断。我们发现所有 LCT 患者外周血流式细胞检查均可见 FSC 明显增大的肿瘤细胞，可作为提示 MF 患者发生 LCT 的重要诊断线索[2]，当然，两者的鉴别仍应依据临床、病理及免疫表型、流式细胞学的特征综合分析。

由于报道的文献较少，对于 MF 的 LCT 来说，尚无标准的治疗方案，且是否需要更积极治疗亦具有争议。Alberti-Violetti 等[8] 认为，联合化疗虽可获得完全缓解，但疾病常短期复发且更具侵袭性，并不能延长患者生存期。本例患者为 Ⅱ B 期，我们使用口服维 A 酸联合干扰素，局部用浅层 X 线照射的方案，治疗 3 周后，患者斑片性皮损大部分消退，颈后肿瘤性皮损明显消退。

MF 发生 LCT，因为其临床和组织学均有一定的迷惑性，容易误诊为 CD30$^+$ 淋巴细胞增殖性疾病或其他类型的淋巴瘤，需要结合其临床和组织学改变来明确诊断，从而采取积极的治疗手段，延长患者生存率。

参考文献

[1] Salhany KE, Cousar JB, Greer JP，et al. Transformation of cutaneous T cell lymphoma to large cell lymphoma. A clinicopathologic and immunologic study. Am J Pathol, 1988, 132(2): 265-277.

[2] 张莹，甘璐，李思琪，等. 24 例伴大细胞转化的蕈样肉芽肿临床病理及免疫表型分析. 中华皮肤科杂志，2022，55（1）：20-26.

[3] Vural S, Akay B, Botsalı A, et al. Transformation of Mycosis Fungoides/Sézary Syndrome: Clinical Characteristics and Prognosis. Turk J Haematol, 2018, 35(1): 35-41.

[4] Arulogun SO, Prince HM, Ng J, et al. Long-term outcomes of patients with advanced-stage cutaneous T-cell lymphoma and large cell transformation. Blood, 2008, 112(8): 3082-3087.

[5] Kang SK, Chang SE, Choi JH, et al. Coexistence of CD30-positive anaplastic large cell lymphoma and mycosis fungoides. Clin Exp Dermatol, 2002, 27(3): 212-215.

[6] Marschalkó M, Csomor J, Eros N, et al. Coexistence of primary cutaneous anaplastic large cell lymphoma and mycosis fungoides in a patient with B-cell chronic lymphocytic

leukaemia. Br J Dermatol, 2007, 157(6): 1291-1293.

[7] Gao C, McCormack C, van der Weyden C, et al. The importance of differentiating between mycosis fungoides with CD30-positive large cell transformation and mycosis fungoides with coexistent primary cutaneous anaplastic large cell lymphoma. J Am Acad Dermatol, 2021, 84(1): 185-187.

[8] Alberti-Violetti S, Talpur R, Schlichte M, et al. Advanced-stage mycosis fungoides and Sézary syndrome: survival and response to treatment. Clin Lymphoma Myeloma Leuk, 2015, 15(6): e105-112.

| **病例 6** |

邹云敏　朱小红　陈浩

【**临床病史**】患者，男性，72 岁，躯干四肢褐色斑片 20 余年，无自觉症状，逐渐增多，扩大。曾按湿疹、皮肤淀粉样变治疗，效果不佳。5 个月前左下肢出现红色结节，自行口服中药治疗，未见好转来诊。

【**临床表现**】

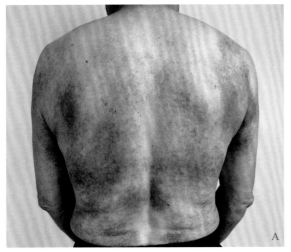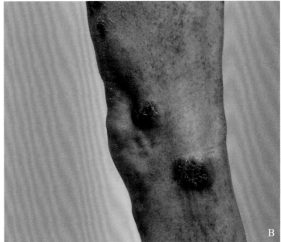

图 6.1　躯干四肢褐色斑片 20 余年（A），左膝盖外侧周围可见 2 个界限清楚的隆起性结节（B），左大腿可见数个小结节

【**体格检查**】双侧腹股沟、腋下可触及数个肿大淋巴结，质地韧。

【**实验室检查**】血常规、肝肾功能正常。骨髓穿刺及活检：未见异常。外周血流式细胞检测：阴性。

【**影像学检查**】PET-CT 显示左小腿 4 个及右小腿 1 个结节标准摄取值（standard uptake value，SUV）升高，SUVmax 4.5，未见淋巴结明显代谢异常增高。B 超显示双侧腹股沟及腋窝有肿大淋巴结，最大 20 mm×8 mm，肝、胆、胰、脾、肾未见异常。

【**TCR 重排**】小腿皮损：TCR γ 链：阳性。

【**组织学表现**】小腿结节组织学表现：见图 6.2。

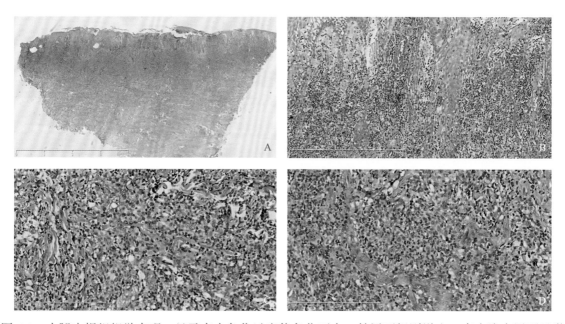

图 6.2　小腿皮损组织学表现。显示表皮角化过度伴角化不全，棘层不规则增生，真皮浅中层可见淋巴样细胞带状浸润（A，1.25×），部分细胞移入表皮，移入表皮细胞较小（B，10×）。C 图右侧可见片状增大的单一核细胞，胞质丰富，核大、深染，异型性明显，部分细胞核呈马蹄铁样，尚可见散在嗜酸性粒细胞浸润（20×）。D 图显示大的异型淋巴样细胞形成小结节（20×）

躯干皮损组织学表现：见图 6.3。

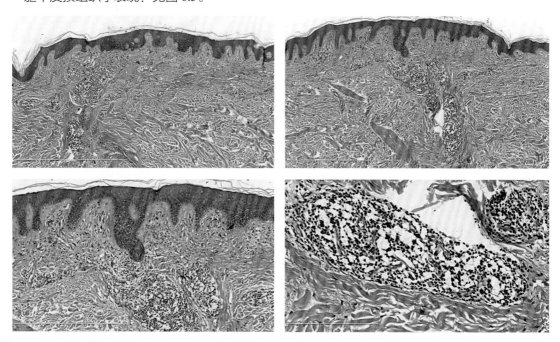

图 6.3　躯干皮损组织学表现。显示表皮角化过度，棘层轻度不规则增生，真皮乳头及浅层血管周围可见小淋巴样细胞浸润（A 和 B，5×）。未见明显淋巴细胞移入表皮现象（C，10×）。浅层血管轻度增生，其周可见灶状淋巴样细胞浸润，细胞以小细胞为主，可见散在中等大细胞，轻度不规则（D，20×）

> 🧑 您的诊断?

【免疫组织化学】小腿皮损免疫组织化学：见图 6.4。

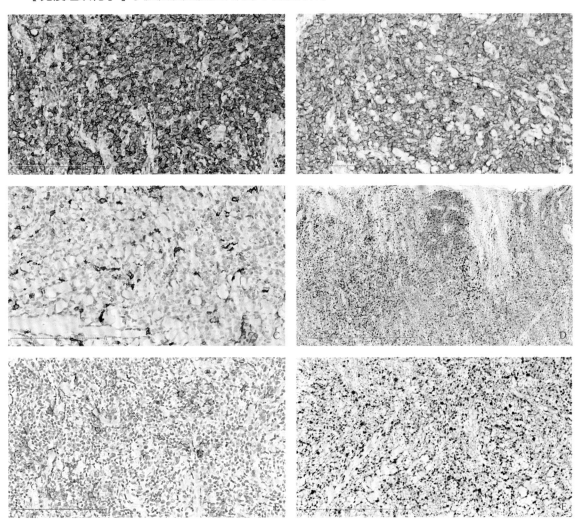

图 6.4 小腿皮损免疫组织化学：肿瘤细胞阳性表达 CD3（A，20×）和 CD4（B，10×）；CD20（C，20×）、CD8（D，10×）和 CD30（E，20×）散在阳性；ALK、CD79a、LEF-1（-）；Ki67（F，10×）：可见阳性细胞约 50%，其中大细胞阳性；EBER：（-）

躯干皮损免疫组织化学：见图 6.5。

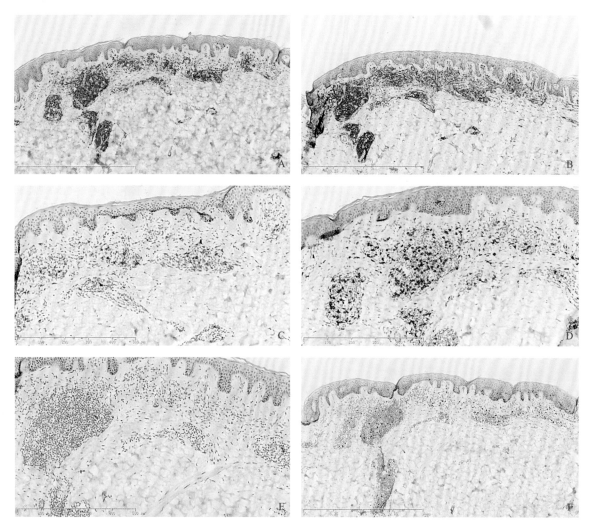

图 6.5　躯干皮损免疫组织化学：肿瘤细胞表达 CD3（A，5×）和 CD4（B，5×）；CD20（C，10×）、CD8（D，10×）和 CD30（E，10×）散在阳性；Ki67（F，5×）可见阳性细胞约 2%

【诊断】蕈样肉芽肿伴大细胞转化，ⅡB 期（mycosis fungoides with large cell transformation，MF-LCT，stage ⅡB）

【治疗和随访】患者在血液科予西达本胺 20 mg 每周两次（biw）联合减量 CHOPE 化疗 1 次，结节稍微变平，躯干皮损无变化。

【讨论】

本例同病例 5 类似，均诊断为 MF-LCT。不同之处有三点：①本例斑片期皮损的 HE 形态并不典型，没有明显嗜表皮和典型的带状淋巴细胞浸润，非常容易漏诊，所以认识躯干的获得性鱼鳞病的皮损对本病诊断非常关键。获得性鱼鳞病是众多副肿瘤性疾病的皮肤改变之一，可见于实体瘤，但更常见于淋巴及造血细胞肿瘤[1]。虽然有伴发淋巴结 ALCL 的报道[2]，但更常见的是伴发 MF 和霍奇金淋巴瘤。②肿瘤不表达 CD30，所以鉴别诊断还需要包括外周 T 细胞淋巴瘤，非特殊类型在内。临床表现不同是两者重要的区别，前者通常起病较急，进展较快。组织学没有明显的嗜表皮改变。③结节性皮损表现双相型的组织学形态，即小淋巴细胞嗜表皮改变，与 MF 相同；而真皮内大的肿瘤细胞形态像 ALCL，这种双相型的组织学形态，最早在 LyP[3] 中被报道，也见于原发性和继发性皮肤 ALCL[4-5]。除了形态，这些病例均表达 CD30，且伴有 *DUSP22-IRF4* 重排，后者可以使用 FISH 和免疫组织化学 LEF-1 来检测[6]。本例 LEF-1 阴性，意味着 CD30 阴性的 MF-LCT，虽然没有 *DUSP22-IRF4* 重排，也可呈现这种双相型组织学改变。

参考文献

[1] Wick MR, Patterson JW. Cutaneous paraneoplastic syndromes. Semin Diagn Pathol, 2019，36(4): 211-228.

[2] Valchev G, Alaikov T, Shivarov V. Acquired ichthyosis as a paraneoplastic feature of ALK-negative anaplastic large cell lymphoma. Br J Haematol, 2019, 184(6): 893.

[3] Karai LJ, Kadin ME, Hsi ED，et al. Chromosomal rearrangements of 6p25.3 define a new subtype of lymphomatoid papulosis. Am J Surg Pathol, 2013, 37(8): 1173-1181.

[4] Xue YN, Wang Z, Sun JF, et al. Primary cutaneous anaplastic large-cell lymphoma with 6p25.3 rearrangement exhibits a biphasic histopathologic pattern: Two case reports and literature review. J Cutan Pathol, 2021, 48(12): 1463-1470.

[5] Feldman AL, Grogg KL, Knudson RA, et al. Secondary cutaneous involvement by systemic anaplastic lymphoma kinase-negative anaplastic large-cell lymphoma with 6p25.3 rearrangement. Histopathology, 2015, 67(6): 932-935.

[6] Ravindran A, Feldman AL, Ketterling RP, et al. Striking Association of Lymphoid Enhancing Factor (LEF1) Overexpression and DUSP22 Rearrangements in Anaplastic Large Cell Lymphoma. Am J Surg Pathol, 2021, 45(4): 550-557.

病例 7

陈浩　周小鸽

【临床病史】患者，男性，46 岁。左背部结节伴破溃 1 个月来诊。

【既往病史】患者全身反复多发红斑脱屑 30 余年。曾行病理检查诊断为扁平苔藓。近 1 个月，背部出现 2 个结节，伴破溃，治疗效果不佳来诊。

【临床表现】

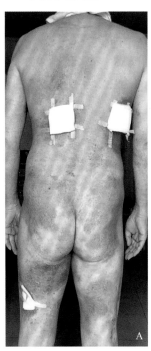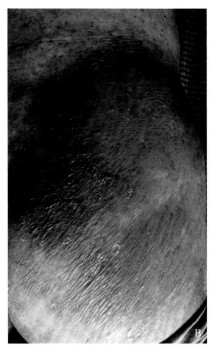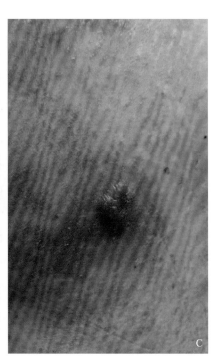

图 7.1　躯干四肢褐色斑片 30 余年（A），臀部斑片（B），背部可见片状红斑，其上可见外生性结节（C）

【体格检查】右侧颌下、颈前、颈后可及数个 1～2 cm 大小淋巴结。

【实验室检查】血常规、肝肾功能正常，骨髓涂片未见明显异常细胞。

【影像学检查】PET-CT 示结节性病变周围皮肤轻微增厚伴代谢异常增高；两侧上颈部、腋窝、右侧前锯肌旁、两侧腹股沟区小淋巴结显示伴部分代谢略增高。

【组织学表现】大腿皮损组织学表现：见图 7.2。

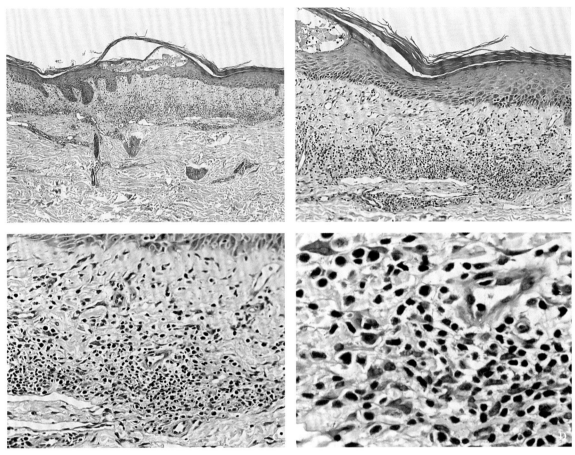

图 7.2　大腿皮损组织学表现：显示表皮内小水疱，棘层萎缩变薄，真皮乳头层胶原纤维增生，浅层可见淋巴样细胞带状浸润（A，4×；B，10×）；未见明显细胞移入表皮，真皮浅层部分淋巴细胞轻度不规则（C，20×；D，40×）

躯干皮损组织学表现：见图 7.3。

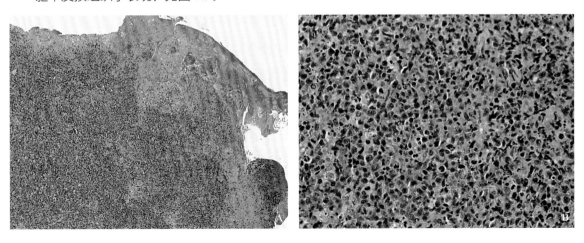

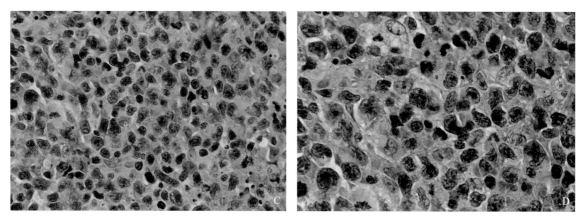

图 7.3 躯干皮损组织学表现：显示表皮灶状坏死，真皮内可见淋巴样细胞弥漫浸润（A，4×；B，10×）；高倍显示肿瘤细胞中等偏大，异型明显，部分细胞类似间变性细胞淋巴瘤中 Hallmark 样细胞（C，20×；D，40×）

> 👤 **您的诊断?**

【免疫组织化学】 大腿皮损免疫组织化学：见图 7.4。

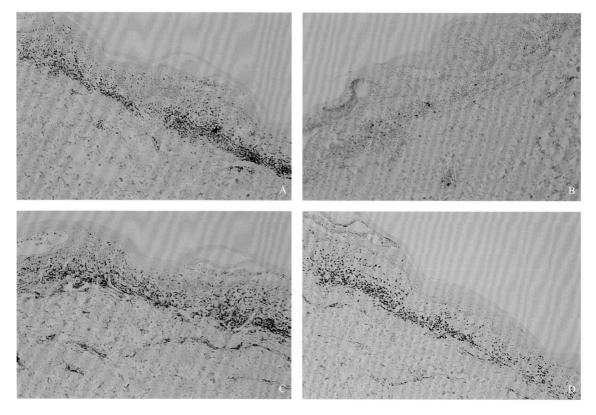

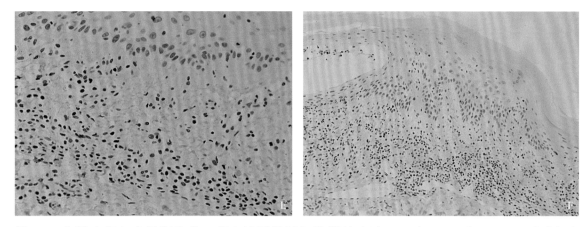

图 7.4　大腿皮损免疫组织化学：真皮浅层淋巴细胞阳性表达 CD3（A，4×）、CD5，而不表达 CD20（B，4×）；CD4（C，4×）和 CD8（D，4×）表达相当；CD30（E，10×）、GrB（F，4×）、CD56 和 TIA-1 阴性；Ki67: 阳性细胞约 10%；EBER：（－）

背部皮损免疫组织化学：见图 7.5。

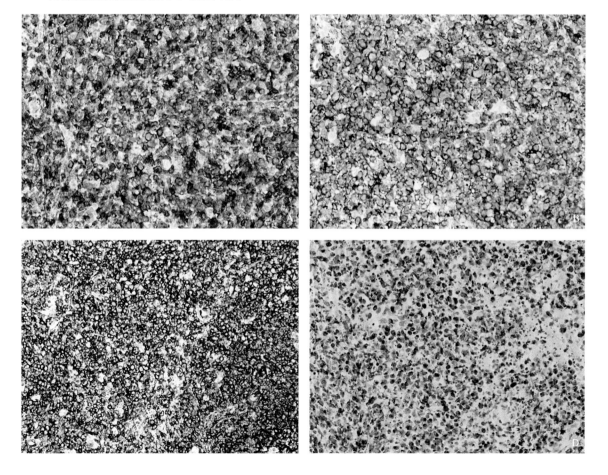

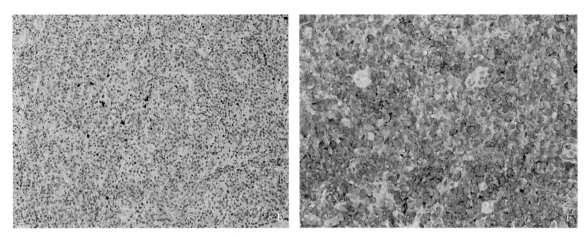

图 7.5　躯干皮损免疫组织化学：肿瘤细胞表达 CD3（A，10×）、CD8（B，10×）、CD30（C，10×）、GrB（D，10×）和 TIA-1；而不表达 CD20（E，10×）、ALK、CD15；部分细胞表达 CD4（F，10×）；Ki67：阳性细胞约 70%；EBER（−）

【T 细胞受体重排】

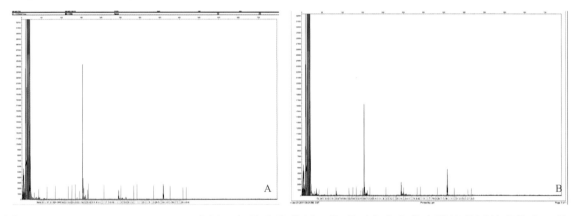

图 7.6　BIOMED-2 PCR protocols 进行 T 细胞克隆分析：发现两个病变的克隆性基因长度位点，具有相同克隆（A 为背部结节，B 为大腿斑片）

【诊断】蕈样肉芽肿伴大细胞转化及免疫表型转换，ⅡB 期（mycosis fungoides with large cell transformation and immunophenotypic switch，MF-LCT-IS，stage ⅡB）

【治疗和随访】经过口服阿维 A、注射干扰素及 UVB 光疗（具体剂量不详）治疗后，皮损好转，目前维持治疗中。

【讨论】

本例同病例 5、病例 6 类似，均诊断为 MF-LCT，但亦有其独特之处：其一，本例斑片性皮损临床表现典型，但 HE 形态并不典型、没有明显淋巴细胞嗜表皮现象、细胞数量较少、CD4 和 CD8 表达相当，曾误诊为扁平苔藓，容易漏诊，所以对组织学不典型的早期 MF 来说，病理联系临床是非常重要的；其二，背部结节为中等偏大的淋巴样细胞弥漫分布，可见 Hallmark 样细胞，且表达 CD30 和细胞毒蛋白，与 ALCL 无法鉴别，提示在诊断原发性皮肤 ALCL 之前，需要仔细询问病史和查体除外 MF。

此外，本例出现较为少见的免疫表型转换（immunophenotypic switch，IS）。IS 的定义是指在肿瘤进展期，细胞的免疫表型发生变化，但基因型没有变化的一种现象。IS 在淋巴母细胞淋巴瘤及髓系肿瘤中较为常见[1]，发生在成熟 T 和 B 细胞淋巴瘤中相对少见，而在皮肤 T 细胞淋巴瘤中则更为少见，仅有 28 例报道[2]，其中 MF 最常见，其次是皮肤 γ/δ T 细胞淋巴瘤。IS 可发生于 MF 任何阶段，通常见于治疗后复发阶段。MF 发生 IS 通常表现为肿瘤细胞从 $CD4^+/CD8^-$ 表型转变为 $CD4^-/CD8^+$ 或 $CD4^-/CD8^-$ 伴细胞毒表型，部分患者还阳性表达 CD30 和 CD20。本例斑片性皮损 CD4 和 CD8 表达相当，而在结节性皮损中，弥漫分布的大细胞明显表达 CD8、CD30、GrB 和 TIA-1，而且两处皮损的 TCR 显示肿瘤细胞具有同样的克隆，符合 MF-LCT 伴 IS 改变。IS 发生的原因尚不清楚，有学者认为和治疗后引起的抗原刺激及克隆选择相关[3]。也有学者用 T 细胞不成熟理论来解释 IS[4]，认为 MF 的肿瘤细胞来源于胸腺 $CD4^+/CD8^+$ 双阳性 T 细胞，这些肿瘤细胞具有多潜能性，治疗后细胞从表达 CD4 转变成表达 CD8，但 TCR 显示这些细胞仍来源于同一克隆。

IS 和 LCT 一样，都提示预后不好，28 例发生 IS 的 CTCL 患者中，18 例死亡，从诊断 IS 到死亡的平均时间是 22 个月，且有 3 例患者发生了 MF 患者很少见的眼部受累的情况[5-6]。

总之，MF 是最常见的皮肤 CTCL，斑片期组织学不典型，需要结合皮损表现来诊断。而在进展期，形态学可以出现 LCT，而表型则可呈现 IS，所以更需要结合皮损表现及病史来诊断，而发生 LCT 及 IS 都提示患者预后不好。

参考文献

[1] Pui CH, Raimondi SC, Head DR, et al. Characterization of childhood acute leukemia with multiple myeloid and lymphoid markers at diagnosis and at relapse. Blood, 1991, 78(5): 1327-1337.

[2] Bitar C, Hile G, Brown NA, et al. Immunophenotypic switch in cutaneous T-cell lymphoma: A series of three cases and review of the literature. J Cutan Pathol, 2021, 48(7): 986-994.

[3] Agbay RL, Torres-Cabala CA, Patel KP, et al. Immunophenotypic shifts in primary cutaneous gammadelta T-cell lymphoma suggest antigenic modulation: a study of sequential biopsy specimens. Am J Surg Pathol, 2017, 41(4): 431-445.

[4] Marks E, Shi Y, Wang Y. Two cases of phenotypic switch of primary cutaneous T cell lymphoma after treatment with an aggressive course and review of the literature. Virchows Arch, 2019, 475(5): 637-648.

[5] Braue JA, Daniels AB, Zwerner JP, et al. Intraocular involvement of mycosis fungoides associated with immunophenotypic switch from CD4(+) to CD8(+). Blood, 2018, 131(8): 932-935.

[6] Lois N, Hiscott PS, Nash J, et al. Immunophenotypic shift in a case of mycosis fungoides with vitreous invasion. Arch Ophthalmol, 2000, 118(12): 1692-1694.

病例 8

冯林 陈浩

【临床病史】患者，男性，10 岁，右腋下、腰部斑块、结节 2 年，无明显诱因出现，无明显自觉症状，未破溃。

【临床表现】

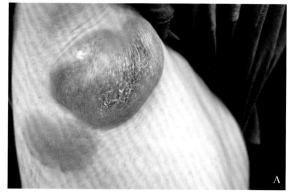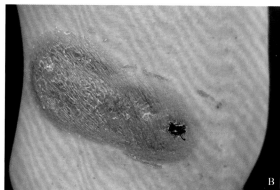

图 8.1 右侧腋下可见一直径约 15 cm 红色结节，和一 5 cm×10 cm 淡红色斑块，边界清楚，表面少量脱屑，质地中等（A）。右侧腰部可见一 8 cm×15 cm 斑块，边界清楚，表面略粗糙，少量脱屑（B）

【体格检查】未见浅表淋巴结肿大。

【实验室检查】常规检查阴性。

【基因重排】TCR γ 链呈克隆性重排，IgH 重排阴性。

【皮肤病理表现】

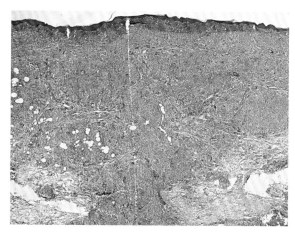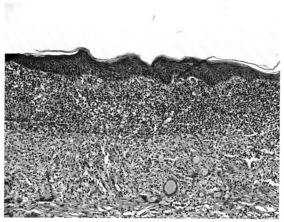

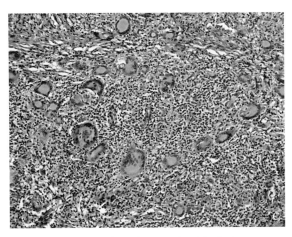
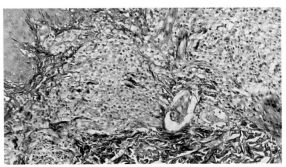

图 8.2 病变位于真皮全层及皮下脂肪（A，2.5×）；表皮未见明显受累，真皮乳头层以密集淋巴样细胞浸润为主，真皮网状层可见淋巴样细胞及组织细胞浸润，并见多核巨细胞（B，10×）；可见组织细胞与淋巴样细胞的混合性浸润，间有大量多核巨细胞（C，20×）。弹力纤维染色未见明显弹力纤维丢失（D，20×）

> 👨 您的诊断?

【免疫组织化学】

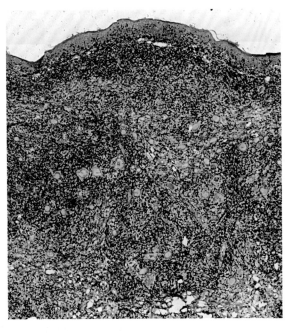
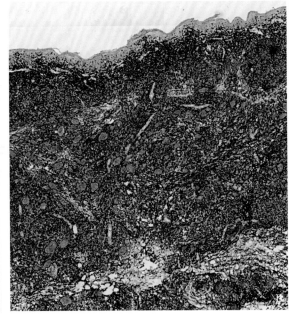

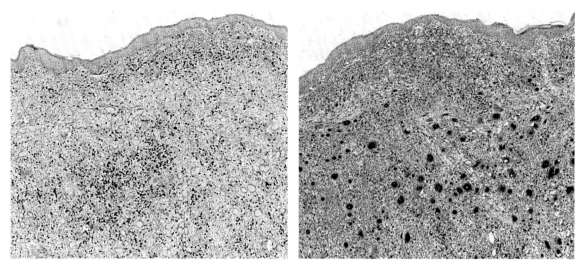

图 8.3　淋巴样细胞表达 CD3（A，10×）、CD4（B，10×）、CD5 和 CD7；散在表达 CD8（C，10×）；而 CD20、CD30、CD79a 阴性；组织样细胞及多核巨细胞阳性表达 CD68（D，10×）

【诊断】肉芽肿性蕈样肉芽肿，ⅡB 期（granulomatous mycosis fungoides，stage ⅡB）

【治疗和随访】干扰素注射联合 PUVA 及局部卤米松乳膏治疗 3 个月，皮损未见明显消退。后予干扰素联合局部放射治疗（每周 4 Gy，疗程 7～8 周），皮损基本消退（图 8.4），目前随访中。

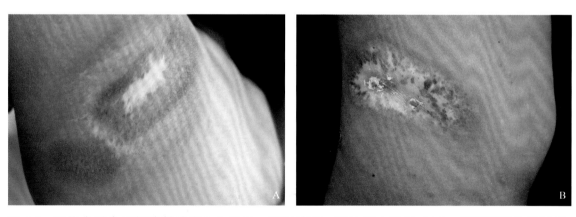

图 8.4　干扰素联合局部放射治疗 2 个月后，原有结节、斑块基本消退（A）。局部遗留色素沉着、色素减退，右腰部出现Ⅱ度放射性皮炎（B）

【讨论】

　　肉芽肿性蕈样肉芽肿（granulomatous mycosis fungoides，GMF）是蕈样肉芽肿的一种特殊组织学亚型，以真皮内弥漫淋巴样细胞浸润及上皮样细胞肉芽肿形成为主要特征[1]，最早由 Ackerman 和 Flaxman 在 1970 年命名。约占皮肤淋巴瘤的 1.6%～1.8%[2-3]。

本病常见于 50～60 岁男性，男女比例约为 2∶1，罕见于儿童。临床表现无特异性，类似经典型 MF。组织病理特点是真皮内弥漫性非典型淋巴细胞及其间的上皮样细胞肉芽肿，可有类似 MF 的病理改变，如嗜表皮现象及 Pautrier 微脓疡等；真皮肉芽肿的组织模式多样，可表现为上皮样、结节病样、结核样、栅栏状肉芽肿样和弥漫性肉芽肿样等。本病免疫组织化学表现与经典型 MF 相同。当患者组织病理表现不典型时，临床及免疫组织化学及 TCR 基因重排检测也有助于鉴别诊断。

本病需与结节病、环状肉芽肿、肉芽肿性皮肤松弛症、麻风及组织细胞增生性等疾病相鉴别。GMF 除有组织细胞及肉芽肿外，可见显著的淋巴细胞浸润，细胞可有异型性，可与结节病、环状肉芽肿相鉴别。GMF 与肉芽肿性皮肤松弛症（granulomatous slack skin，GSS）在临床、组织病理、免疫组织化学均有重叠。不同之处在于 GMF 临床表现多样，皮肤不松弛、不下垂；而 GSS 皮损好发于腋窝及腹股沟，皮肤松弛下垂。组织学上 GMF 巨细胞核通常较少，弹力纤维减少不明显；而 GSS 中的巨细胞核多，广泛吞噬淋巴细胞和弹力纤维，弹力纤维染色可见病变处弹力纤维几乎完全缺失；两者组织学常重叠，如本例一样，仅凭组织学较难与 GSS 区分。麻风与 GMF 在临床上可有相似之处，都可表现为斑疹、斑块、结节，同时可伴有眉毛、睫毛等毛发的脱落。但麻风常伴有周围神经损害，组织学无表皮受累，抗酸染色阳性，而 GMF 抗酸染色阴性、基因重排阳性有助于鉴别。本病临床结合组织学特征可与组织细胞增生性疾病相鉴别 [4]。

本病预后比经典型 MF 差，治疗可参考经典型 MF[5]。有报道局部放射治疗对 MF 疗效明显且安全性佳，尤其对于一般治疗抵抗的顽固性皮损 [6]。本例患者经干扰素注射联合 PUVA 及局部卤米松乳膏治疗 3 个月，皮损未见明显消退，后予干扰素联合局部放射治疗（每周 4 Gy，疗程 7～8 周），皮损基本消退，目前随访中。

参考文献

[1] Janet Li, Melissa Pulitzer, Patricia Myskowski, et al. A case-control study of clinicopathologic features, prognosis, and therapeutic responses in patients with granulomatous mycosis fungoides. J Am Acad Dermatol，2013, 69(3): 366-374.

[2] Scarabello A, Leinweber B, Ardigo M, et al. Cutaneous lymphomas with prominent granulomatous reaction: a potential pitfall in the histopathologic diagnosis of cutaneous T- and B-cell lymphomas. Am J Surg Pathol, 2002, 26(10): 1259-1268.

[3] Gallardo F, Garcia-Muret MP, Servitje O, et al. Cutaneous lymphomas showing prominent granulomatous component: clinicopathological features in a series of 16 cases. J Eur Acad Dermatol Venereol, 2009, 23(6): 639-647.

[4] 韩跃东，张衍国，刘涛，等. 肉芽肿性蕈样肉芽肿 1 例. 临床皮肤科杂志，2015，44（11）：719-720.

[5] Masters AH, Hughes RT, Strowd L, et al. Efficacy of low-dose radiotherapy for refractory mycosis fungoides of the face. JAAD case report, 2019, 5(4): 348-351.

[6] Piccinno R, Caccialanza M, Çuka E, et al. Localized conventional radiotherapy in the treatment of mycosis fungoides: our experience in 100 patients. J Eur Acad Dermatol Venereol, 2014, 288(8): 1040-1044.

病例 9

陈浩

【临床病史】患者，女性，36 岁，躯干、四肢红斑鳞屑伴瘙痒 3 年。

【既往病史】患者 3 年前无明显诱因躯干出现红斑、丘疹，伴有瘙痒，当地医院诊断为"湿疹"，予激素软膏外用后好转，部分皮疹未完全消退。近年来皮疹反复发作，按湿疹治疗疗效不佳。

【临床表现】

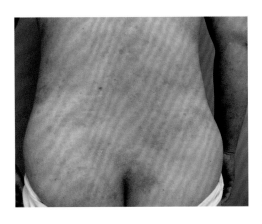

图 9.1　显示患者背部和臀部的不规则红斑，其上可见干燥性鳞屑，部分皮损有浸润感

【体格检查】一般情况可，未见浅表淋巴结肿大。

【实验室检查】常规检查阴性。

【组织学表现】

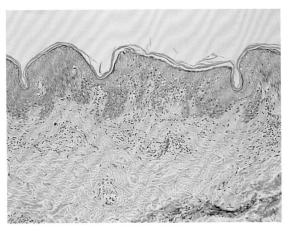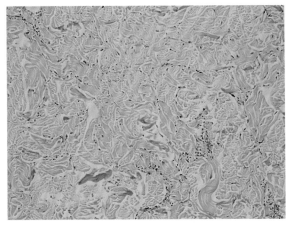

图 9.2　真皮浅层灶状的淋巴细胞浸润，部分细胞移入表皮，移入细胞核深染，核周可见空晕形成（A，10×）。单一核细胞在真皮内胶原间呈间质性分布，部分区域可见少许黏蛋白沉积（B，10×）

> 👨 **您的诊断?**

【免疫组织化学】

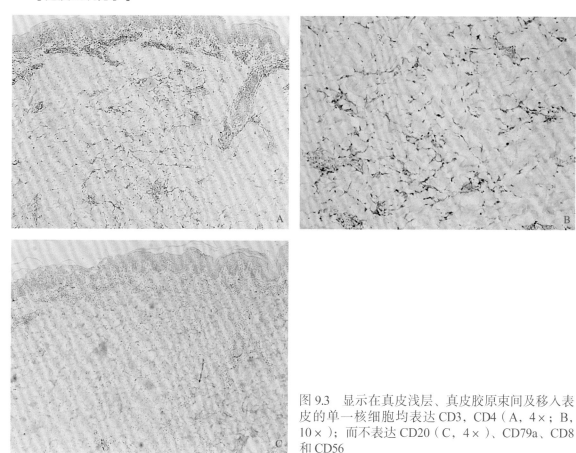

图9.3　显示在真皮浅层、真皮胶原束间及移入表皮的单一核细胞均表达CD3，CD4（A，4×；B，10×）；而不表达CD20（C，4×）、CD79a、CD8和CD56

【TCR重排】阳性。

【诊断】间质型蕈样肉芽肿，ⅠA期（interstitial mycosis fungoides，IMF，stageⅠA）。

【治疗和随访】曲安奈德及他扎罗汀软膏外用1个月，部分皮损消退。

【讨论】

蕈样肉芽肿（mycosis fungoides，MF）是最常见的皮肤淋巴瘤，典型临床和组织学改变的MF不难诊断。2008年和2016年WHO淋巴及造血系统肿瘤分类中，将嗜毛囊性MF、肉芽肿性皮肤松弛症和佩吉特样网状组织细胞增生症这三种具有独特临床、组织学和生物学改变的疾病列为MF的亚型。其实，MF 的临床和（或）组织学亚型非常多样，临床有黑棘皮病样、色素减退型、色素性紫癜病样、大疱性等亚型，组织学有肉芽肿性、嗜汗腺、间质型 MF 等亚型。正是由于这些复杂的临床及组织学亚型的存在，使得非经典型 MF 的早期、正确诊断存在困难。

间质型 MF（interstitial mycosis fungoides，IMF）的概念由 A.Bernard Ackerman 首先提出，而由 Shapiro 等首先报道 [1]，指在典型 MF 组织学模式的基础上，真皮胶原束间出现单个核细胞和少量组织细胞浸润，部分病例胶原间有黏液沉积。这种间质内单个核细胞表达 T 辅助细胞免疫表型，与真皮乳头或移入表皮的单个核细胞相同。随后的研究认为其组织学改变类似于环状肉芽肿或伴有较多炎症细胞的硬斑病 [2]。有的作者认为 IMF 和肉芽肿性 MF 是宿主对真皮浸润的肿瘤细胞不同表现方式的免疫反应。

本例患者病史、皮疹表现和部位符合 MF，组织学上显示真皮乳头层淋巴细胞灶状浸润，并可见淋巴细胞移入表皮，移入细胞核大深染，有轻度的异型性，细胞在表皮基底层形成"串珠样"改变，符合 MF 改变。但淋巴细胞在真皮间质的浸润模式并不见于典型 MF，免疫组织化学显示表皮内、真皮乳头和真皮中部的单个核细胞，大部分均表达 T 辅助细胞免疫表型，诊断符合 IMF。

IMF 主要发生在临床改变并不特异的早期 MF[3]，所以 IMF 组织学上需要与一些伴有间质浸润的疾病相鉴别，包括间质性肉芽肿性药物反应、间质性肉芽肿性皮炎 [4]、伴有较多炎症细胞的硬斑病、间质性环状肉芽肿、白血病累及皮肤及转移癌等疾病。间质性肉芽肿性药物反应临床表现可类似淋巴瘤，组织学除了淋巴细胞间质性浸润以外，还常伴有真皮浅层苔藓样浸润，浸润细胞可有轻度的异型性。但和 IMF 不同，前者起病一般较急且起病前有用药史；浸润细胞常伴有数量不等的嗜酸性粒细胞、表皮有一定程度的水肿及数量不等的坏死角质形成细胞，移入表皮的淋巴细胞也不形成 Pautrier 微脓疡。间质性肉芽肿性皮炎常是结缔组织病等系统性疾病的皮肤表现，临床常表现为线状排列的丘疹和结节，呈"条索状"改变，组织学表现为间质性浸润。浸润细胞以中性及嗜酸性粒细胞为主，常伴有明显的渐进性坏死和核碎裂，结合临床表现不难与 IMF 鉴别。伴有较多炎症细胞的硬斑病常表现为间质内炎症细胞浸润，而胶原纤维增生并不明显 [2]，不容易和 IMF 区分，但和 IMF 不同之处在于前者浸润细胞中伴有数量不等的浆细胞，而且有不同程度的界面改变，血管和附属器周围浸润较为明显（图 9.4）。环状肉芽肿临床可以表现为斑块和丘疹，组织学上可以表现为间质性浸润，胶原间有黏液沉积，渐进性坏死和多核巨细胞浸润均不明显，改变类似于 IMF，但环状肉芽肿临床皮损没有鳞屑，组织学没有真皮乳头层带状浸润及嗜表皮现象，而且浸润的细胞主要为组织细胞，表达 CD68，可以和 IMF 相鉴别。白血病累及皮肤时，组织学也表现为单一核细胞在胶原间浸润，但淋巴样细胞常表达髓源性标志物，例如髓过氧化物酶 MPO 和 CD68 等，临床多为多发的浸润性小结节，结合外周血及骨髓检查可以和本病相鉴别。

　　本病是 MF 的一种罕见组织学模式，临床表现和经典型 MF 并无差异，但需要注意的是本例患者及文献报道的病例大多是斑片期 MF，这时临床和组织学均不典型，容易与一些炎症性疾病混淆而误诊。

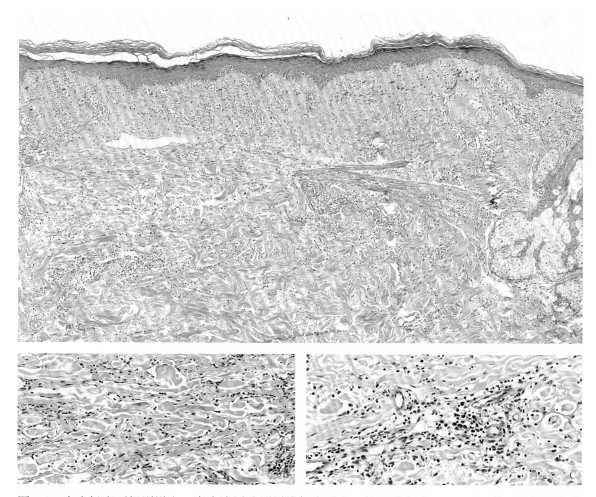

图 9.4　表皮轻度不规则增生，真皮浅层胶原纤维轻度增生，排列致密（A，5×）；单一核细胞在真皮胶原束间穿梭排列（B，10×）；血管周围可见少许淋巴细胞、浆细胞浸润（C，10×）

参考文献

[1] Shapiro PE, Pinto FJ. The histologic spectrum of mycosis fungoides/Sézary syndrome (cutaneous T-cell lymphoma). A review of 222 biopies, including newly described patterns and the earliest pathologic changes. Am J Surg Pathol, 1994, 18(7): 645-667.

[2] Elder DE, Elenitsas R, Johnson B, et al. Lever's Histopathology of the skin. 9th ed. Philadelphia: Lippincott Williams & Wilkins, 2004: 293-322.

[3] Su LD, Kim YH, LeBoit PE, et al. Interstitial mycosis fungoides, a variant of mycosis fungoides resembling granuloma annulare and inflammatory morphea. J Cutan Pathol, 2002, 29 (3): 135-141.

[4] Magro CM, Crowson AN, Schapiro BL. The interstitial granulomatous drug reaction: a distinctive clinical and pathological entity. J Cutan Pathol, 1998, 25(2): 72-78.

病例 10

张莹　陈浩

病例 10.1

【临床病史】患者，男性，45 岁。全身皮肤干燥、脱屑伴鱼鳞病样改变 1 年。无明显自觉症状。系统检查无异常。

【临床表现】

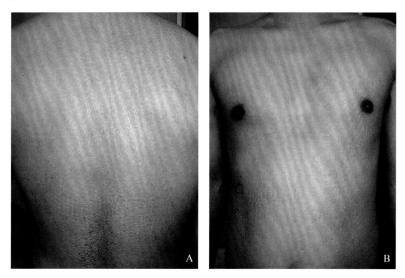

图 10.1　胸部（A）和背部（B）弥漫性淡红斑、脱屑，呈鱼鳞病样改变

【组织学表现】

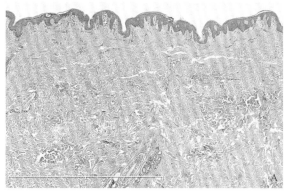
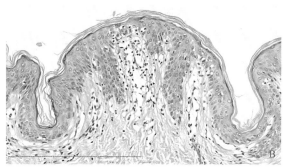

图 10.2　真皮乳头层及浅层血管周围轻度淋巴细胞浸润（A，1.25×）；异型淋巴细胞核大，伴核周空晕，可见嗜表皮现象，形成 Pautrier 微脓疡（B，10×）

病例 10.2

【临床病史】患者，男性，25 岁。全身弥漫性褐色斑伴鱼鳞病样改变 12 年。皮损轻度瘙痒，无系统症状。家族史无特殊。

【临床表现】

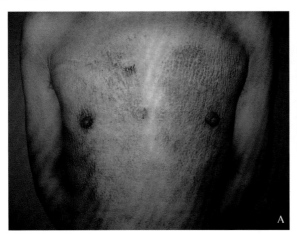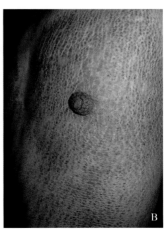

图 10.3　全身弥漫性淡褐色斑（A），局部见沿皮纹分布的、密集的、暗褐色、多角形、扁平丘疹，呈鱼鳞病样改变（B）

【组织学表现】

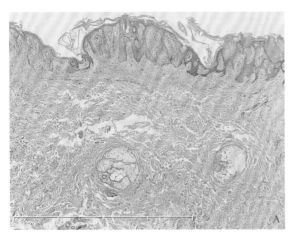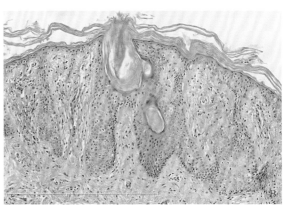

图 10.4　表皮角化过度伴毛囊角栓，表皮突延长，真皮乳头层及浅层血管周围轻度淋巴细胞浸润（A，1.25×）；表皮基底层黑素细胞增多，真皮乳头轻度纤维化，见散在异型淋巴细胞嗜表皮（B，10×）

> 👤 您的诊断？

【免疫组织化学】病例 10.1 患者免疫组织化学见图 10.5。

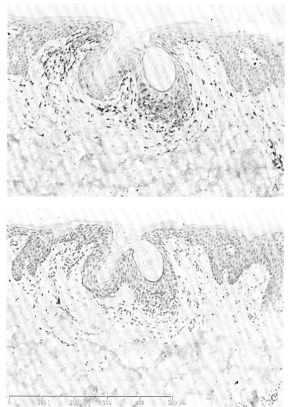
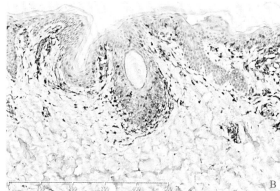

图 10.5　移入表皮的淋巴样细胞表达 CD3（A，10×）和 CD4（B，10×），而 CD20（C，10×）、CD8、CD56 和 CD30 阴性；Ki67：阳性细胞约 5%

【诊断】鱼鳞病样蕈样肉芽肿（ichthyosiform mycosis fungoides，IcMF）

【治疗和随访】病例 10.1 患者外用保湿剂，皮损有所缓解，长期稳定；病例 10.2 患者用维 A 酸和保湿剂，长期稳定，疾病未见进展。

【讨论】

IcMF 是 MF 一种少见的特殊临床类型。根据其临床表现，可分为：①仅有 IcMF；②经典型 MF 伴发 IcMF；③IcMF 并发其他非经典型 MF，其中最常见的是伴发毛囊性 MF[1]。这两例患者均仅有鱼鳞病样皮损。

IcMF 需与获得性鱼鳞病鉴别，后者被认为是恶性肿瘤的一种皮肤副肿瘤性表现，特别常见于淋巴细胞增生性疾病。其组织病理仅表现为表皮角化过度等异常，并不能反映潜在的恶性肿瘤性疾病。在原发疾病控制后，部分鱼鳞病样皮损可随之消失。值得注意的是，病例 10.2 患者同时伴有乳头乳晕角化过度症，后者除了可以伴发表皮痣外，也是副肿瘤皮肤病的一种表现。IcMF 的鱼鳞病样皮损是由于肿瘤性 T 淋巴细胞皮肤浸润形成的，其组织病理及免疫组织化学表现与经典型斑片期 MF 类似，表现为表皮内散在或聚集的异型淋巴细胞浸润，可形成 Pautrier 微脓疡，但毛囊角栓较经典型 MF 更常见，真皮浅层带状或血管周围稀疏异型淋巴细胞浸润，异型淋巴细胞核大、伴核周空晕。免疫组织化学显示以 CD3$^+$ 和 CD4$^+$ T 淋巴细胞浸润为主，而 CD8$^+$ 者较少。因此，对获得性鱼鳞病样皮损，应完善系统检查，并及时行组织病理检查，以明确病因和诊断。

IcMF 病程惰性，治疗主要为皮肤靶向治疗，包括紫外线照射及局部外用糖皮质激素、氮芥等，因少数患者可出现斑块及肿瘤，需长期随访。

参考文献

[1] Hodak E, Amitay I, Feinmesser M, et al. Ichthyosiform mycosis fungoides: An atypical variant of cutaneous T-cell lymphoma. J Am Acad Dermatol, 2004, 50(3): 368-374.

病例 11

陈浩

【临床病史】患者，男性，40 岁，躯干红斑丘疹痒 3 年。

【既往病史】1 年前外院病理活检为朗格汉斯细胞组织细胞增生症。

【临床表现】

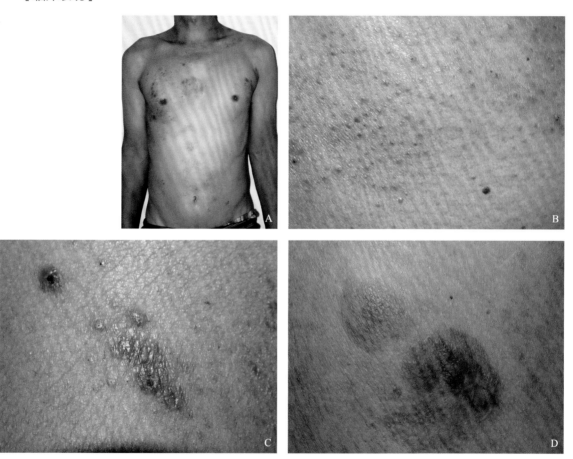

图 11.1　躯干多发淡红斑（A），由毛囊性丘疹组成（B），部分融合成斑块（C 和 D）

【体格检查】躯干可见多发片状红斑，由毛囊性丘疹组成，少许结痂。皱褶部位未见皮损。

【实验室检查】血常规嗜酸性粒细胞比例为 6%。

【组织学表现】

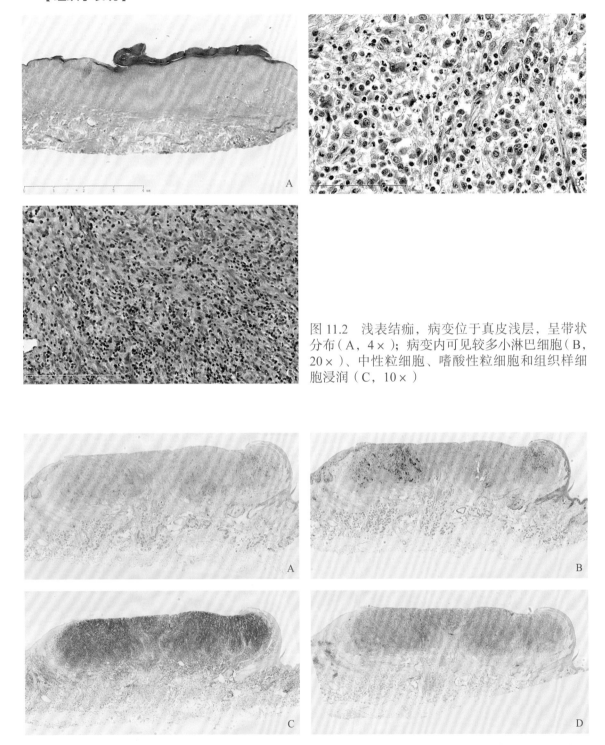

图 11.2　浅表结痂，病变位于真皮浅层，呈带状分布（A，4×）；病变内可见较多小淋巴细胞（B，20×）、中性粒细胞、嗜酸性粒细胞和组织样细胞浸润（C，10×）

图 11.3　外院免疫组织化学：部分细胞表达 S100（A，4×）和 CD1a（B，4×）；表达 CD163（C，4×）细胞较多，部分表达 CD3（D，4×）

> 您的诊断?

【第二次活检及免疫组织化学】

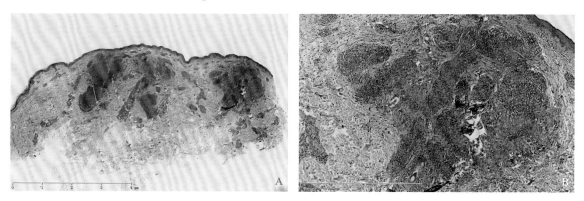

图 11.4　病变呈毛囊中心性浸润（A，4×），可见毛囊周围有灶状淋巴细胞、组织细胞浸润（B，10×）

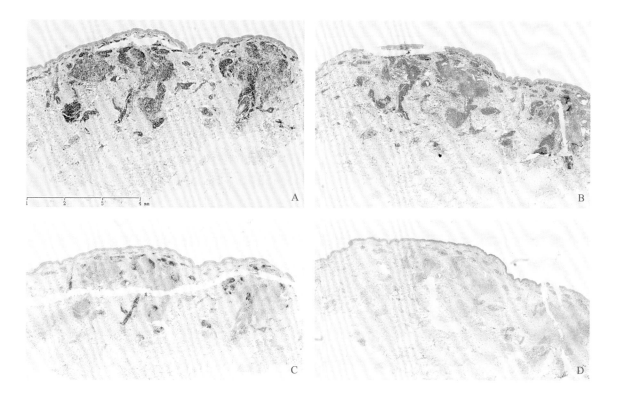

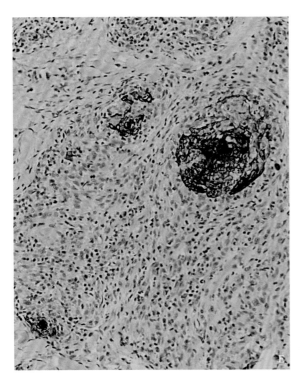

图 11.5 浸润细胞表达 CD3、CD4（A 和 B，4×）；部分表达 CD20（C，4×），而不表达 CD8（D，4×）、CD30、CD56；CK 显示毛囊被破坏（E，10×）；Ki67：阳性细胞约 20%

【诊断】嗜毛囊性蕈样肉芽肿伴朗格汉斯细胞增生（folliculotropic mycosis fungoides with a proliferation of Langerhans cells）

【治疗和随访】外用激素软膏，建议患者回当地医院行光疗，治疗 3 个月后，稍好转，目前在随访中。

【讨论】

根据皮损形态，蕈样肉芽肿分为斑片、斑块和肿瘤。机体自身抗肿瘤免疫反应无疑是随着肿瘤细胞的增多，而逐渐增强的，表现为病变中除了肿瘤细胞外，还可见反应性淋巴细胞、嗜酸性粒细胞、组织细胞和朗格汉斯细胞，而 MF 的肿瘤细胞为小的 CD4$^+$ T 细胞，早期病变中，数量也较少，这也是本病容易误诊的原因之一。

朗格汉斯细胞（Langerhans cell，LC）是一种不成熟的树突状细胞，可见于炎症性和肿瘤性皮肤病，如 LyP 和 MF，其在诱导和维持机体抗肿瘤免疫中起着重要作用。一方面，未成熟树突状细胞吞噬肿瘤细胞抗原，将肿瘤抗原呈递给肿瘤特异性 T 细胞，从而增强机体细胞免疫功能；另一方面，树突状细胞也诱导 IL-10 的产生，并下调抗肿瘤免疫，诱导对肿瘤抗原的耐受[1]，因此推测朗格汉斯细胞在 MF 中刺激和驱动肿瘤细胞[2]。

有的 MF 病例中 LC 增生较为明显，掩盖了本来数量就少的肿瘤细胞[3]，容易误诊为炎症或者是朗格汉斯细胞组织细胞增生症（Langerhans cell histiocytosis，LCH）。LCH 可以伴发白血病 [4] 和淋巴瘤 [5]，但伴发 MF 的报道较少 [6-7]。本例第二次活检，可以明确诊断为 FMF，至于第一次活检，由于是会诊病例，无法获得更多的证据来说明其应该诊断为 MF 伴 LC 增生，而不是 LCH（前者不表达 cyclin-D1，也不存在 *BRAF*^{V600E} 突变），但现有资料已经足够说明：第一，LCH 好发于儿童，成人患者多表现为发生于皱褶部位的、无症状的斑块和结节，而不像本例为瘙痒性毛囊性丘疹；第二，本例显示真皮浅层，浸润细胞呈宽带状、平行表皮分布，符合 MF 特点；第三，在 LCH 中，肿瘤细胞呈卵圆形，上皮样，移入表皮，而在 LC 增生中，细胞形态仍呈树突状；第四，LCH 中，肿瘤细胞常聚集成团，而不似本例中散在分布。

本例为嗜毛囊性 MF，相较经典型 MF，由于毛囊被破坏，组织学上增生的上皮样组织细胞和 LC 更为明显，这也是本例误诊的一个原因。CK 染色可以将破坏的毛囊显现出来，说明了肿瘤的恶性本质。当然，临床结合病理及多次活检，有利于明确诊断。

参考文献

[1] Luftl M, Feng A, Licha E, et al. Dendritic cells and apoptosis in mycosis fungoides. Br J Dermatol, 2002, 147(6): 1171-1179.

[2] Berger CL, Hanlon D, Kanada D, et al. The growth of cutaneous T-cell lymphoma is stimulated by immature dendritic cells. Blood, 2002, 99(8): 2929-2939.

[3] Pina-Oviedo S, Medeiros LJ, Li S, et al. Langerhans cell histiocytosis associated with lymphoma: an incidental finding that is not associated with BRAF or MAP2K1 mutations. Mod Pathol, 2017, 30(5): 734-744.

[4] Magni M, Di Nicola M, Carlo-Stella C, et al. Identical rearrangement of immunoglobulin heavy chain gene in neoplastic Langerhans cells an B-lymphocytes: evidence for a common precursor. Leuk Res, 2002, 26(12): 1131-1133.

[5] Egeler RM, Neglia JP, Aricò M, et al. The relation of Langerhans cell histiocytosis to acute leukemia, lymphomas, and other solid tumors. The LCH-Malignancy Study Group of the Histiocyte Society. Hematol Oncol Clin North Am, 1998, 12(2): 369-378.

[6] Christie LJ, Evans AT, Bray SE, et al. Lesions resembling Langerhans cell histiocytosis in association with other lymphoproliferative disorders: a reactive or neoplastic phenomenon? Hum Pathol, 2006, 37(1): 32-39.

[7] Weyand AC, Hristov A, Tejasvi T, et al. A diagnosis of mycosis fungoides in a pediatric patient with recurrent Langerhans cell histiocytosis. Pediatr Blood Cancer, 2018, 65(2).

病例 12

陈浩

【临床病史】患者，男性，62 岁，全身红斑脱屑伴瘙痒 4 个月。

【临床表现】全身弥漫发红伴瘙痒，局部破溃结痂。

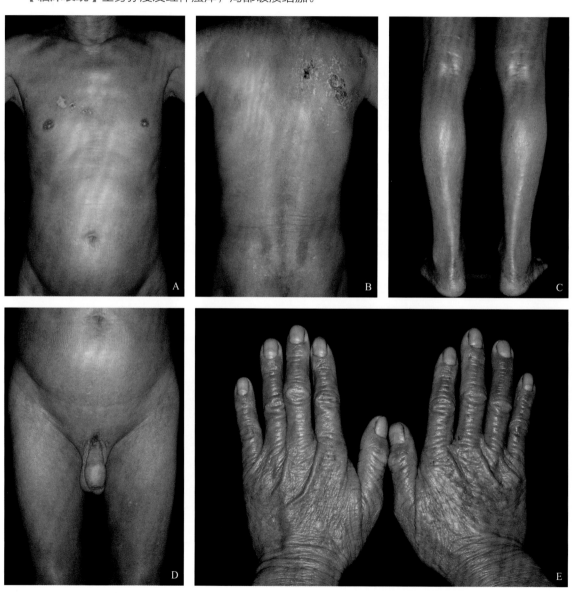

图 12.1　全身弥漫暗红斑，局部表皮结痂破溃（A、B 和 C），双侧腹股沟淋巴结肿大（D），病变累及肢端（E）

【体格检查】全身弥漫发红，右侧肩胛部局部破溃结痂，手足角化过度，腋下及腹股沟可触及淋巴结肿大，质地中等。

【实验室检查】血常规淋巴细胞（LC）53.9%; 肝肾功能：总蛋白（TP）49.6 g/L，白蛋白（ALB）27.2 g/L，LDH 279 U/L。

【组织学表现】

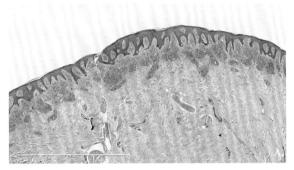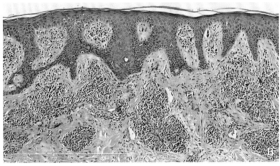

图 12.2　表皮轻度不规则增生，真皮乳头及浅层可见淋巴细胞小灶状浸润（A，2.5×），个别细胞移入表皮，浸润细胞中等大小，轻度不规则（B，10×）

> 👤 您的诊断？

【免疫组织化学】

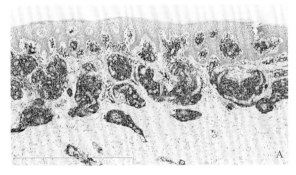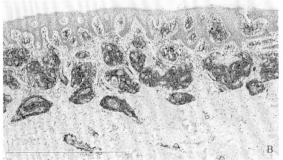

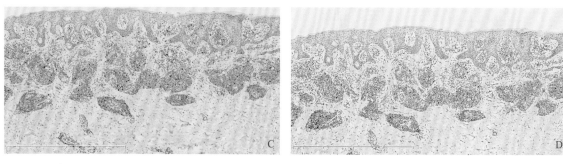

图 12.3 淋巴样细胞表达 CD3（A，5×）、CD4（B，5×）和 CD5；而不表达 CD8（C，5×）、CD20（D，5×）、CD30、CD56、TIA-1，GrB（－）；Ki67：阳性细胞约 40%

【淋巴结组织学表现】

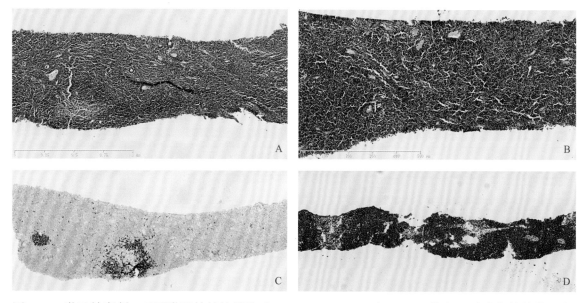

图 12.4 淋巴结穿刺：显示淋巴结结构消失（A，5×；B，10×）；CD20 染色显示残留的灶状 B 细胞（C，5×）；CD3 弥漫阳性（D，2.5×）；CD4 和 CD5 阳性；而 CD8 阴性；Ki67：阳性细胞约 30%

【外周血流式细胞检查】

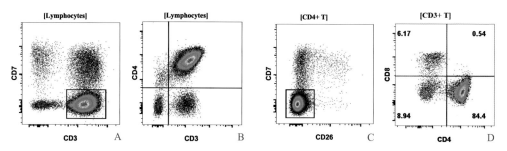

图 12.5 外周血流式细胞术显示淋巴细胞 CD7 丢失（A）；表达 CD4（B）；CD4 阳性细胞丢失 CD7 和 CD26（C）；CD4 和 CD8 的比例是 13.7∶1（D）；TCR-Vβ：阳性

【诊断】Sézary 综合征（Sézary's syndrome，SS）

【治疗和随访】诊断明确后，建议患者转肿瘤医院进行治疗，后失访。

【讨论】

Sézary 综合征表现为红皮病、广泛淋巴结肿大以及皮肤、淋巴结和外周血存在相同克隆的、脑回状核的 T 淋巴细胞三联征的原发性皮肤 T 细胞淋巴瘤，约占原发性皮肤 T 细胞淋巴瘤的 2%[1]。本病好发于 60 岁以上成人，伴有水肿及大量脱屑，由于剧烈瘙痒，常伴有皮肤浸润肥厚和色素沉着。除了红皮病，患者还伴有眼睑外翻、掌跖角化过度、甲营养不良。患者外周血白细胞常增多，可为（10～30）×10^9/L，且出现异常的单一核细胞，即 Sézary 细胞。

SS 组织病理表现与 MF 难以区分，为真皮上部单一核细胞致密呈带状浸润，浸润细胞以中小淋巴细胞为主，表皮常表现为角化过度伴灶状角化不全，轻度棘层增厚，但淋巴细胞亲表皮现象不明显[2]，可伴有嗜酸性粒细胞、浆细胞等浸润，但 1/3 的患者组织学表现常不特异，表现为真皮上部血管周围小灶状的单一核细胞浸润，容易漏诊，多部位活检及密切联系临床有助于诊断。本病的淋巴结改变与分期相关[3]。SS 的免疫表型和 MF 一样，显示 $CD3^+CD4^+CD8^-$ 表型，表达皮肤淋巴细胞抗原（cutaneous lymphocyte antigen，CLA）和皮肤归巢受体 CCR4（C-C chemokine receptor type 4）和 CCR7，程序性细胞死亡蛋白 1（programmed cell death protein 1）通常阳性[4]。CD7 和（或）CD26 的丢失，对诊断 SS 具有高度敏感性（大于 80%）和特异性（100%）[5]。

由于本病临床和组织学改变有时并不特异，需要进行外周血流式细胞检查。本病流式细胞检查的特点是 T 细胞显示 $CD4^+/CD7^-$（>30%）或者 $CD4^+/CD26^-$（>40%）、CD4：CD8 ≥ 10 和丢失 1 个以上的 T 细胞抗原。需要注意的是，T 细胞的异常表型在诊断 SS 中也非常重要[6]。

本病临床需与如湿疹、红皮病性银屑病、药疹等多种炎症性红皮病及红皮病性 MF 相鉴别；由于患者多为老年人，正常老年人无论组织学和外周血均会出现少量异型细胞，需要结合临床病史、外周血流式细胞检查及多次活检结果来判断。根据 WHO 的定义，SS 特指新发红皮病患者，而不是继发于 MF 的红皮病患者。目前认为，两者肿瘤细胞起源不一样，本病起源于循环中心记忆 T 细胞，而 MF 则来源于皮肤常驻记忆 T 细胞[7]。

患者一般预后较差，5 年生存率 10%～30%，中位生存期为 32 个月，内脏和淋巴结受累的患者预后更差，患者常常死于皮肤感染和脓毒血症。本病没有标准治疗方案，传统上多采用多药化疗及异体干细胞移植。近年来，多种新型靶向治疗给本病治疗带来新的希望[8]。

参考
文献

[1] Willemze R, Jaffe ES, Cerroni L, et al. WHO-EORTC Classifcation for Cutaneous Lymphomas. Hematology, 2005, 105(10): 3768-3785.

[2] Trotter MJ, Whittaker SJ, Orchard GE, et al. Cutaneous Histopathology of Sézary Syndrome: A Study of 41 Cases with a Proven Circulating T-Cell Clone. J Cutan Pathol, 1997, 24(5): 286-291.

[3] Olsen E, Vonderheid E, Pimpinelli N, et al. Revisions to the Staging and Classification of Mycosis Fungoides and Sézary Syndrome: A Proposal of the International Society for Cutaneous Lymphomas (ISCL) and the Cutaneous Lymphoma Task Force of the European Organization of Research and Treatment of Cancer (EORTC). Blood, 2007, 110(6): 1713-1722.

[4] Çetinözman F, Jansen PM, Vermeer, MH, et al. Differential Expression of Programmed Death-1 (PD-1) in Sézary Syndrome and Mycosis Fungoides. Arch Dermatol, 2012, 148(12): 1379-1385.

[5] Ginaldi L, Matutes E, Farahat N, et al. Differential expression of CD3 and CD7 in T-cell malignancies: a quantitative study by flow cytometry. Br J Haematol, 1996, 93(4): 921-927.

[6] Lyapichev KA, Bah I, Huen A, et al. Determination of immunophenotypic aberrancies provides better assessment of peripheral blood involvement by mycosis fungoides/ Sézary syndrome than quantification of CD26- or CD7- CD4+ T-cells. Cytometry B Clin Cytom, 2021, 100(2): 183-191.

[7] Campbell JJ, Clark RA, Watanabe R, et al. Sézary syndrome and mycosis fungoides arise from distinct T-cell subsets: a biologic rationale for their distinct clinical behaviors. Blood, 2010, 116(5): 767-771.

[8] García-Díaz N, Piris MÁ, Ortiz-Romero PL, et al. Mycosis Fungoides and Sézary Syndrome: An Integrative Review of the Pathophysiology, Molecular Drivers, and Targeted Therapy. Cancers (Basel), 2021, 13(8): 1931.

第二篇

原发性皮肤 CD30$^+$ 淋巴细胞增殖性疾病

病例 13

陈浩

【临床病史】患者，女性，42 岁，躯干四肢多发丘疹、结节、坏死 3 个月，轻度瘙痒，无淋巴结肿大及系统症状。

【临床表现】

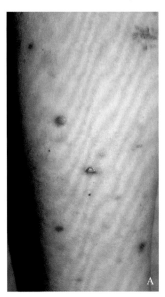
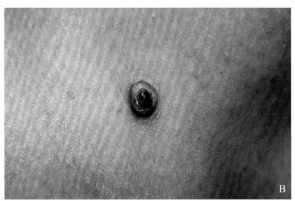

图 13.1 右上肢（A）及胸部（B）多发丘疹、结节，部分中央结痂，部分消退

【组织学表现】

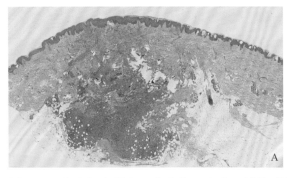
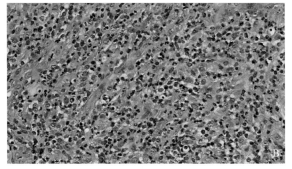

图 13.2 表皮轻度增生，病变位于真皮，呈楔形分布（A，5×）。高倍镜可见异型大淋巴细胞伴中性粒细胞、嗜酸性粒细胞、小淋巴细胞浸润（B，20×）

> 👤 **您的诊断?**
>
> ....

【免疫组织化学】

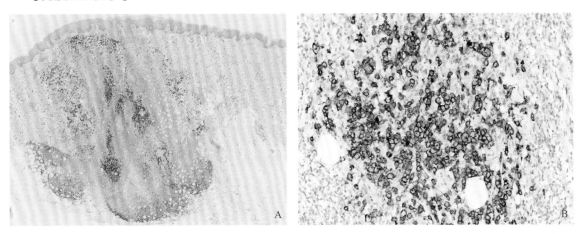

图 13.3　真皮内大淋巴细胞表达 CD30（A，5×；B，20×）、CD2、CD4、TIA-1、GrB；而不表达 CD3、CD8、CD56、EMA 和 ALK；Ki67：阳性细胞约 40%

【辅助检查】血尿常规、肝肾功能、腹部彩超及浅表淋巴结彩超无异常。

【诊断】淋巴瘤样丘疹病，A 型（lymphomatoid papulosis，LyP，type A）

【讨论】

淋巴瘤样丘疹病是原发性皮肤 CD30⁺ 淋巴细胞增殖性疾病谱系中较良性的一种，少见，低度恶性。发病高峰年龄 50 岁，男女比例 1.5∶1[1]。临床以自愈性、坏死性丘疹、结节为特点，部分患者皮损愈合后留有萎缩性瘢痕[1]。皮疹反复成批出现，间隔期长短不一，由于皮损成批出现，可同时见到不同时期的皮损。10%～20% 的患者皮损可以先发、并存或继发于另一种淋巴瘤，例如霍奇金淋巴瘤、间变性大细胞淋巴瘤，发生其他非淋巴肿瘤的概率也较高，伴发 MF 的患者，需要仔细查体，需要与 MF 的小结节性皮损做鉴别。

LyP 组织学表现多样，分为 A～F 型及其他特殊型，如 6p25.3 基因重排型[2]。不同组织学类型可同时在同一患者身上出现，或于疾病的不同时期出现。个别皮损可兼具几型特点。需要注意的是皮损组织学类型和预后无关，分型只是为了从组织学上与其他淋巴瘤相鉴别。A 型（图 13.2）：类似霍奇金淋巴瘤，表现为混合炎症细胞（包括小淋巴细胞、中性粒细胞和嗜酸性粒细胞）背景下成簇出现 CD30⁺ 的、R-S 样的大细胞；B 型（图 13.4）：类似丘疹型 MF，表现为小的脑回状核淋巴细胞嗜表皮，无明显的炎症背景；C 型（图 13.5）：类似皮肤间变性大细胞淋巴瘤，显示真皮内 CD30⁺ 的大细胞成片分布，而炎症背景轻微；D 型（图 13.6）：类似原发性皮肤侵袭性嗜表皮 CD8⁺ 细胞毒性 T 细胞淋巴瘤，肿瘤细胞形态单一，嗜表皮明显，表达 CD8 和 CD30；E 型（图 13.7）：类似 NK/ T 细胞淋巴瘤，可见典型的血管破坏性和血管中心性浸润；F 型（图 13.8）：主要累及毛囊，表现为毛囊周围炎。最近报道的一组存在 6p25.3 基因重排的 LyP（图 13.9）：组织学表现为双相生长模式，可见小淋巴细胞嗜表皮，弱阳性表达 CD30，而真皮内大细胞成团分布，强阳性表达 CD30[3]。

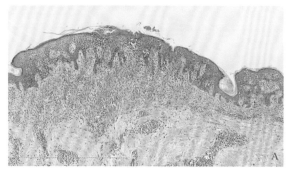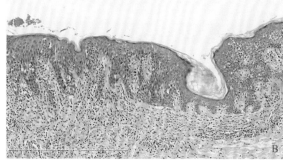

图 13.4　B 型 LyP 病变呈楔形分布，真皮浅层可见淋巴细胞呈带状浸润（A，5×）；真皮浅层可见小淋巴样细胞带状浸润，部分移入表皮，而炎症背景缺如（B，10×）

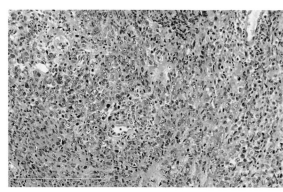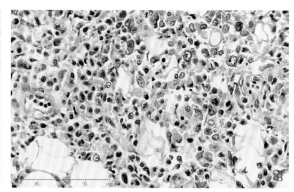

图 13.5　C 型 LyP 病变由大量肿瘤细胞构成，而炎症背景缺如（A，10×；B，20×）

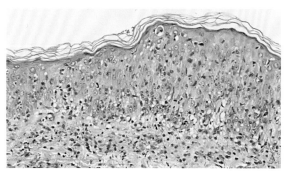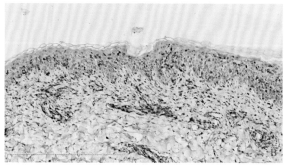

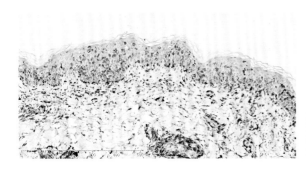

图 13.6　D 型 LyP 异型的淋巴样细胞移入表皮（A，20×），移入表皮细胞表达 CD8（B，10×）和 CD30（C，10×）

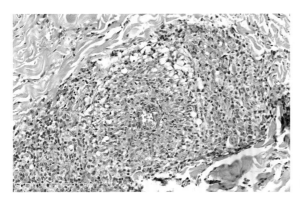

图 13.7　E 型 LyP 淋巴样细胞呈血管中心性浸润（10×）

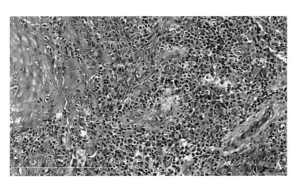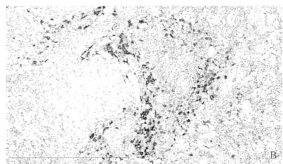

图 13.8　F 型 LyP 毛囊上皮周围可见混合性炎症细胞浸润，可见散在异型大细胞（A，20×）；大细胞表达 CD30（B，20×）

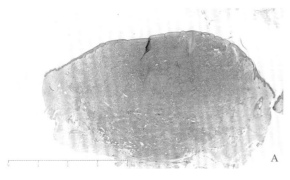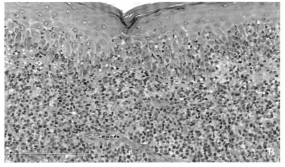

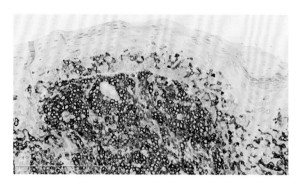

图 13.9 伴有 6p25.3 基因重排的 LyP 病变呈楔形（A，1.25×）；可见小淋巴样细胞移入表皮，而真皮内可见弥漫分布的大细胞（B，10×）；肿瘤细胞双相性表达 CD30，表皮内小细胞弱阳性，而真皮内大细胞强阳性表达 CD30（C，20×）

LyP 中肿瘤细胞表达 CD30，不同亚型表达 CD4 或 CD8 的情况不同，全 T 细胞抗原标记丢失较为常见[4]，LyP 的组织学特点及鉴别诊断见表 13.1。

表 13.1 不同 LyP 亚型的组织学特点及鉴别诊断

亚型	组织学改变		免疫组织化学	鉴别诊断
	表皮	真皮		
A	常伴有假上皮瘤样增生	病变呈楔形，可见炎症背景里面有散在异型大细胞	CD4、CD30⁺	pcALCL 肿瘤期 MF HL
B	可见明显嗜表皮现象	真皮浅层中等大小淋巴细胞结节状浸润	CD4⁺、CD30（± 或 -）	斑块期 MF pcGDTCL
C	表皮常正常	真皮内结节状浸润，可见片状多形性或间变样淋巴细胞	CD4、CD30⁺	pcALCL、MF-LCF 和 PTCL，NOS
D	棘层增生，伴有明显的嗜表皮现象	可伴有真皮及皮下组织内小到中等大小淋巴细胞结节状浸润	CD8、CD30⁺	佩吉特样网状组织细胞增生症、CD8⁺AECTCL、GDTCL
E	表皮常破溃	淋巴样细胞围绕血管分布，可见血管破坏	CD30⁺、CD4⁺ 或 CD8⁺	NK/T、GDTCL、pcALCL
F	表皮常正常或有嗜表皮现象	小到中等淋巴样细胞围绕毛囊分布，可有较多嗜酸性粒细胞	CD30⁺、CD8⁺	毛囊炎
6p25.3 基因重排型	明显嗜表皮，类似佩吉特样网状组织细胞增生症	组织学呈双相性：小淋巴细胞移入表皮，真皮内大淋巴细胞围绕附属器呈结节状浸润或弥漫浸润	CD4⁻，CD8⁻ 或 CD4⁻，CD8⁺。存在 DUSP22-IRF4 重排	MF-LCT

pcALCL，原发性皮肤间变性大细胞淋巴瘤（primary cutaneous anaplastic large cell lymphomas）；MF，蕈样肉芽肿（mycosis fungoides）；HL，霍奇金淋巴瘤（Hodgkin lymphoma）；pcGDTCL：原发性皮肤 γ/δ T 细胞淋巴瘤（primary cutaneous gamma-delta T cell lymphoma）；MF-LCF：蕈样肉芽肿伴大细胞转化（mycosis fungoides with large cell transformation）；PTCL, NOS：外周 T 细胞淋巴瘤，非特殊类型（peripheral T-cell lymphoma, nonspecific）；CD8⁺ AECTCL：原发性皮肤侵袭性嗜表皮 CD8⁺ 细胞毒性 T 细胞淋巴瘤（primary cutaneous CD8⁺ aggressive epidermotropic cytotoxic T cell lymphoma）

本病临床和组织学易与多种良恶性疾病相混淆。主要需要和以下疾病相鉴别：①急性痘疮样苔藓样糠疹（PLEVA）：二者在临床表现、组织病理及分子学方面均有重叠。组织学上 LyP 除了肿瘤细胞外，尚可见大量嗜酸性粒细胞、中性粒细胞浸润，而 PLEVA 中多见淋巴样细胞单一浸润，且 PLEVA 常有角质形成细胞坏死，界面改变相对明显[1]。②原发性皮肤间变性大细胞淋巴瘤：通常表现为单发的结节或肿块，病变直径大于 2 cm，组织学类似 LyP C 型，二者区别主要根据临床表现及病史。③蕈样肉芽肿：组织学可以与 LyP B 型或 C 型重叠。临床也可表现为小的丘疹，但通常皮损没有反复发作和表皮坏死[1]，仔细查体可见经典 MF 的皮损。

　　LyP 目前尚无有效治疗方法，现有治疗均不能改变疾病的自然病程，也不能降低相关淋巴瘤的风险。目前常用的方法有观望疗法、甲氨蝶呤、光疗、口服及外用糖皮质激素、干扰素[5]。LyP 病程呈现良性经过，5 年生存率达 100%[5]。但 20% 患者有继发恶性肿瘤的风险，最常见的类型为蕈样肉芽肿、霍奇金淋巴瘤和原发性皮肤间变性大细胞淋巴瘤。当临床出现不断增大或持久不退的皮损、外周淋巴结肿大或血液循环中出现不典型淋巴细胞时需提高警惕。

参考文献

[1] Foss, H.D, T. Marafioti, H Stein. The many faces of anaplastic large cell lymphoma. Pathologe, 2000, 21(2): 124-136.

[2] Swerdlow SH, Campo E, Pileri SA, et al. The 2016 revision of the World Health Organization classification of lymphoid neoplasms. Blood, 2016, 127(20): 2375-2390.

[3] Karai LJ, Kadin ME, Hsi ED, et al. Chromosomal rearrangements of 6p25.3 define a new subtype of lymphomatoid papulosis. Am J Surg Pathol, 2013, 37(8): 1173-1181.

[4] 熊竞舒，陈浩，姜祎群，等．淋巴瘤样丘疹病 22 例临床病理分析．中华医学杂志，2015，95（46）：3750-3752.

[5] Bekkenk MW, Geelen FA, van Voorst Vader PC, et al. Primary and secondary cutaneous CD30(+) lymphoproliferative disorders: a report from the Dutch Cutaneous Lymphoma Group on the long-term follow-up data of 219 patients and guidelines for diagnosis and treatment. Blood, 2000, 95(12): 3653-3661.

病例 14

石浩泽　陈浩

【临床病史】患者，女性，41 岁，躯干、四肢多发丘疹、溃疡 1 年，无明显自觉症状，系统检查无异常。

【临床表现】

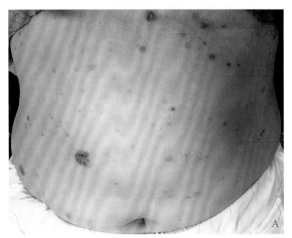
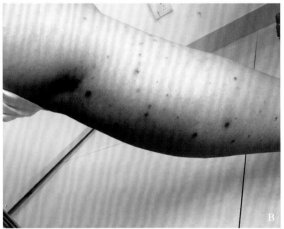

图 14.1　躯干（A）、四肢（B）多发暗红色丘疹、溃疡，可见色素沉着

【组织学特点】

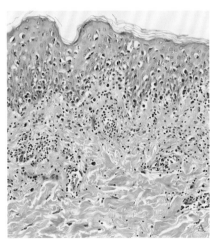
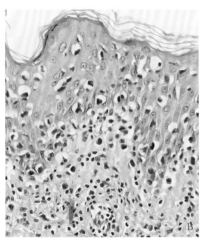
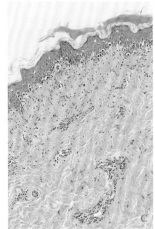

图 14.2　表皮轻度增生，显著的淋巴细胞亲表皮现象（A，20×）；移入表皮淋巴细胞，较真皮内淋巴细胞大，异型明显（B，40×）；真皮内可见血管周围稀疏小淋巴细胞浸润（C，10×）

> 👤 **您的诊断？**
> ......

【免疫组织化学】

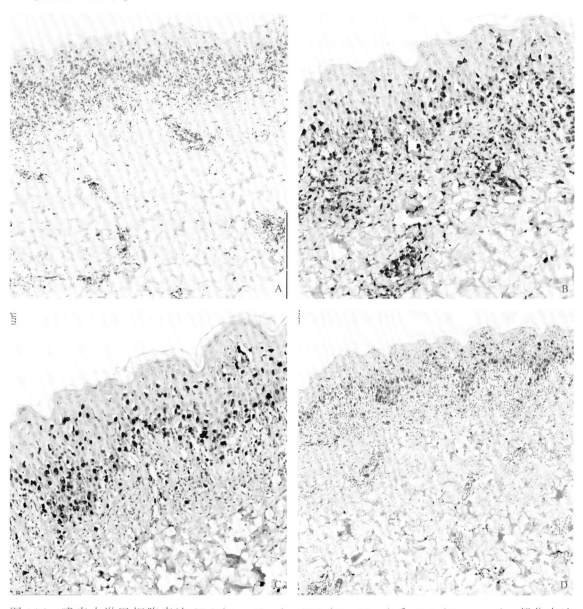

图 14.3　嗜表皮淋巴细胞表达 CD8（A，10×）、CD3（B，20×）和 GrB（C，20×），部分表达 CD30（D，10×）

【实验室检查】常规实验室检查无明显异常。

【诊断】D 型淋巴瘤样丘疹病（lymphomatoid papulosis type D，LyP type D）

【讨论】

淋巴瘤样丘疹病属于原发性皮肤 CD30⁺ 淋巴增殖性疾病，但是其预后较好（5 年生存率接近 100%）[1]。根据形态和分子遗传学，LyP 可以分为 A～F 型及 6p25.3 基因重排型。患者通常无系统症状，但是有 10%～20% 的患者存在转化成其他淋巴瘤的风险[2]。LyP 病因及发病机制目前尚不清楚，可能与 HTLV-1、EBV 等病毒感染、虫咬、药物反应等有关。各型 LyP 临床表现类似，均可表现为自愈性的红斑、丘疹、溃疡，以及皮损消退后的色素沉着或减退斑。皮损数目不一，好发于躯干及四肢，皮损一般无自觉症状。本病例临床表现与上述表现类似，但无法仅凭借临床表现对患者做出明确诊断及具体分型。

D 型 LyP 表现为真皮内淋巴细胞呈楔形浸润，肿瘤细胞大小不一，异型性明显，可见明显嗜表皮现象。免疫组织化学显示嗜表皮的淋巴细胞同时表达 CD8 和 CD30，是诊断本病重要的线索。

D 型 LyP 主要需要与其他类型的淋巴瘤鉴别，例如原发性皮肤侵袭性嗜表皮 CD8⁺ 细胞毒性 T 细胞淋巴瘤，后者皮损常多发，为斑块和肿瘤，病程急进性；肿瘤细胞表达 CD8 和细胞毒蛋白，常不表达 CD30。CD8⁺ MF 的肿瘤细胞也有嗜表皮改变，但很少表达 CD30，而且两者临床也有区别；除此之外，本病也需要与急性痘疮样苔藓样糠疹（PLEVA）鉴别，后者细胞可以有嗜表皮改变，但常伴有坏死的角质形成细胞；PLEVA 也可表达 CD8 和 CD30；但表达 CD30 较为散在，且通常较弱。

D 型 LyP 可以外用类固醇激素及氮芥，或光疗以及系统应用干扰素 α 以及小剂量甲氨蝶呤治疗[3]。虽然预后通常较好，但鉴于本病需要和其他淋巴瘤相鉴别，所以临床密切的随访及观察是必不可少。

参考文献

[1] Xiong J, Ma Y, Chen H, et al. Lymphomatoid papulosis with pseudocarcinomatous hyperplasia in a 7- year- old girl: a case report. J Cutan Pathol, 2016, 43(5): 430-433.

[2] Wieser I, Oh CW, Talpur R, et al. Lymphomatoid papulosis: Treatment response and associated lymphomas in a study of 180 patients. J Am Acad Dermatol, 2016, 74(1): 59-67.

[3] Wagner G, Rose C, Klapper W, et al. Lymphomatoid papulosis. J Dtsch Dermatol Ges, 2020, 18(3): 199-205.

病例 15

熊竞舒　陈浩

【临床病史】患者，女性，7 岁，面部躯干多发丘疹、结节 4 个月。

【临床表现】

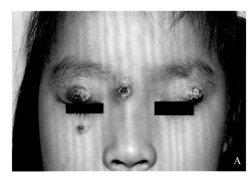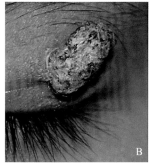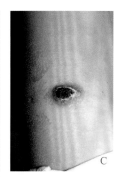

图 15.1　面部（A 和 B）及前臂（C）可见多发丘疹，部分结痂和角化呈皮角状

【组织学表现】

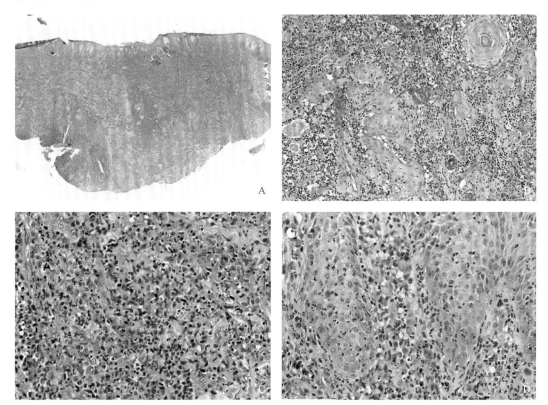

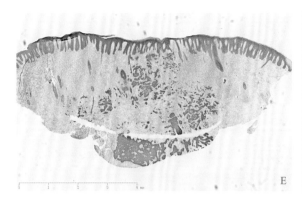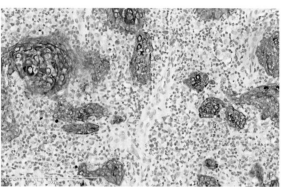

图 15.2　真皮内可见密集的炎症浸润，伴鳞状上皮明显增生，至真皮深部（A，0.75×；B，10×）；炎症背景中可见散在或成簇分布的、大的淋巴样细胞，细胞异型明显（C 和 D，20×）；免疫组织化学 CK 显示真皮内可见较多鳞状细胞团块（E，0.75×；F，10×）

【实验室检查】血尿常规、肝肾功能、腹部彩超及浅表淋巴结彩超无异常。

> 👤 **您的诊断?**

【免疫组织化学】

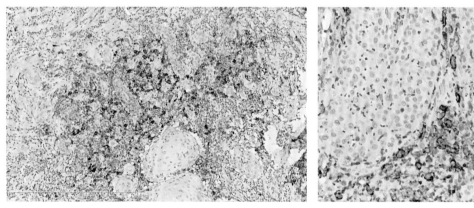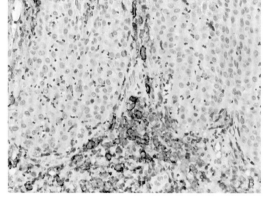

图 15.3　真皮内可见散在或成簇分布的 CD30 强阳性的大淋巴细胞（A，10×；B，20×）

【诊断】淋巴瘤样丘疹病伴鳞状细胞假癌样增生（lymphomatoid papulosis with pseudocarcinomatous hyperplasia）

【治疗和随访】口服甲氨蝶呤每周 7.5 mg 及外用糖皮质激素软膏 3 个月后，皮损消退，随访 4 年至今未复发。

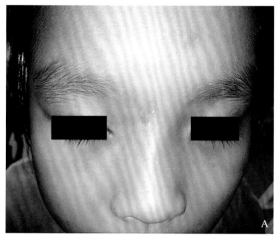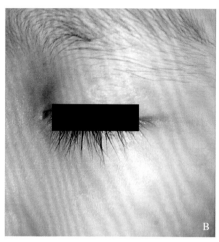

图 15.4　经 3 个月治疗后，皮损消退，留浅表瘢痕（A 和 B）

【讨论】

鳞状上皮假上皮癌样增生是鳞状上皮反应性增生，不规则增生的上皮可延伸至真皮，类似高分化鳞状细胞癌。假上皮癌样增生通常由感染、炎症和外伤引起[1]，也可见于肿瘤性病变，例如颗粒细胞瘤等，皮肤淋巴瘤伴鳞状上皮假上皮癌样增生相对少见。可见于 28%～55% 的间变性大细胞淋巴瘤[2]，偶见于 LyP 及 NK/T 细胞淋巴瘤。

CD30 阳性淋巴组织细胞增殖性疾病发生假上皮癌样增生的机制尚不清楚，有研究发现是由于表皮生长因子及其受体、转化生长因子上调所致[3]，也有研究发现假上皮癌样增生和 Th17/Th22 轴的细胞因子高表达相关[4]。

由于鳞状上皮增生过于明显，尚可以有一定程度的细胞异型，类似本例，容易被诊断为高分化鳞状细胞癌、角化棘皮瘤等疾病；同时由于 LyP 炎症背景明显，而肿瘤细胞较少，也容易误诊。皮肤鳞状细胞癌常常发生在既往皮肤病基础上，或与慢性炎症相关，原发皮损多为单发或局限性病变，组织学上常常显示为慢性炎症伴有胶原纤维增生，较少伴有中性粒细胞浸润；而角化棘皮瘤在增生期也是以鳞状细胞增生为主，可伴有中性粒细胞浸润，但后者多呈小脓肿形式位于增生的鳞状上皮内；假上皮癌样增生还可见于多种真菌感染，如孢子丝菌病，后者组织学除了鳞状上皮增生外，可见肉芽肿及炎症浸润形成的三带现象，结合临床病史不难排除。

LyP 目前尚无有效治疗方法，现有治疗均不能改变疾病的自然病程，也不能降低相关淋巴瘤的风险。目前常用的方法有观望疗法、甲氨蝶呤（MTX）、光疗、口服及外用糖皮质激素、干扰素[5]。本例使用小剂量 MTX 联合外用糖皮质激素后，皮损 3 个月后完全消退，提示小剂量 MTX 对于儿童是安全有效的。

参考文献

[1] El-Khoury J, Kibbi AG, Abbas O. Mucocutaneous pseudoepitheliomatous hyperplasia: a review. Am J Dermatopathol, 2012, 34(2): 165-175.

[2] Krasne DL, Warnke RA, Weiss LM. Malignant lymphoma presenting as pseudoepitheliomatous hyperplasia: a report of two cases. Am J Surg Pathol, 1988, 12(11): 835-842.

[3] Courville P, Wechsler J, Thomine E, et al. Pseudoepitheliomatous hyperplasia in cutaneous T-cell lymphoma. A clinical, histopathologic and immunohistochemical study with particular interest in epithelial growth factor expression. Br J Dermatol, 1999, 140(3): 421-426.

[4] Guitart J, Martinez-Escala ME, Deonizio JM, et al. CD30+ cutaneous lymphoproliferative disorders with pseudocarcinomatous hyperplasia are associated with a T-helper-17 cytokine profile and infiltrating granulocytes. J Am Acad Dermatol, 2015, 72(3): 508-515.

[5] Bekkenk MW, Geelen FA, van Voorst Vader PC, et al. Primary and secondary cutaneous CD30(+) lymphoproliferative disorders: a report from the Dutch Cutaneous Lymphoma Group on the long-term follow-up data of 219 patients and guidelines for diagnosis and treatment. Blood, 2000, 95(12): 3653-3661.

病例 16

陈浩

【临床病史】患者，女性，23 岁，躯干、双手红斑丘疹伴痒反复 6 个月。

【临床表现】

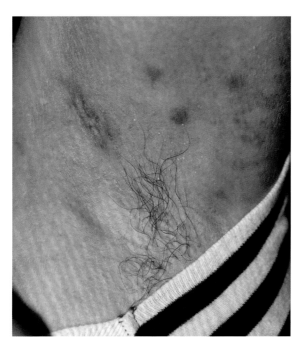

图 16.1 腋下多发红色丘疹，部分有消退

【系统检查】未见特殊。

【皮肤检查】腋下、腹部及双手多个指间多发丘疹、结节。

【组织学表现】

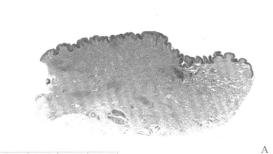

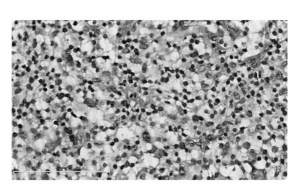

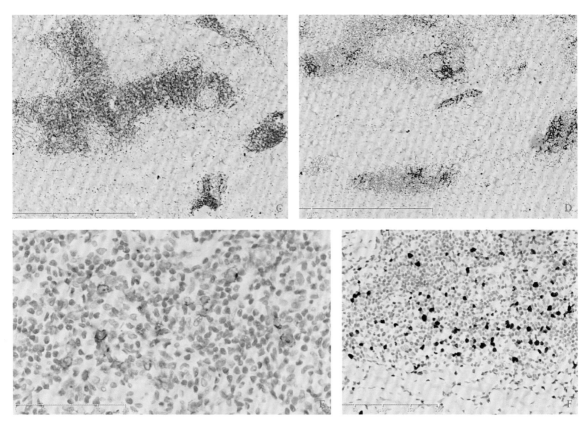

图 16.2　病变呈楔形改变，累及真皮浅中层和血管周围（A，0.75×）；高倍镜显示真皮内浸润的细胞以小淋巴样细胞和组织细胞为主，散在大细胞（B，20×）；免疫组织化学显示病变中以 CD3（C，10×）阳性的细胞为主，部分细胞表达 CD20（D，5×）；CD30 显示部分中等大细胞阳性或弱阳性表达（E，20×）；ki67 显示中等大淋巴细胞增殖指数增高（F，10×）

> 🧑‍⚕️ **您的诊断?**

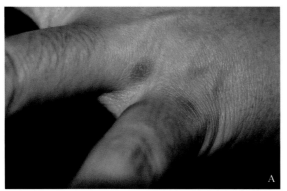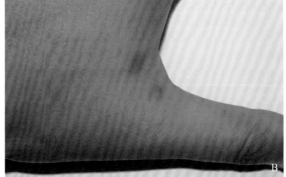

图 16.3　多个指缝间可见坚实红丘疹（A 和 B）

【诊断】疥疮结节（scabies nodules）

【治疗和随访】经过对症治疗后，皮损消退，随访未见复发。

【讨论】

本例组织学上显示病变在真皮浅中层呈楔形浸润，在淋巴、组织细胞背景中散在表达 CD30 大细胞、且 CD30 为细胞膜和核旁 Golgi 体阳性，加上临床表现为年轻人的多发的丘疹性皮损，容易误诊为淋巴瘤样丘疹病（lymphomatoid papulosis，LyP），当然，结合临床典型的分布特点及病史，可以确定诊断为疥疮结节。

肿瘤细胞表达 CD30 是诊断皮肤 CD30[+] 淋巴增殖性疾病必要条件，但并不是其特异性表现。除了 LyP 和 ALCL，CD30 阳性细胞可见于其他多种原发皮肤的淋巴瘤，如 MF 的大细胞转化、NK/T 细胞淋巴瘤、皮下脂膜炎样 T 细胞淋巴瘤、弥漫大 B 细胞淋巴瘤；也可见于多种系统淋巴瘤，如霍奇金淋巴瘤，系统性间变性大细胞淋巴瘤及系统性肥大细胞增生症和非典型皮肤纤维组织细胞瘤[1]。完善的免疫组织化学和系统检查有助于这些疾病的鉴别。

除了肿瘤性病变，很多良性的疾病，如多种感染性疾病、蚊虫叮咬反应、异位性皮炎、药疹均可表达 CD30。在感染性疾病中，病毒感染，如牛痘、单纯疱疹、带状疱疹病毒、传染性软疣[2]、EBV、HIV 和 HPV 感染，以及细菌[3]、梅毒和利什曼原虫感染中也可见到大的淋巴样细胞表达 CD30。

同本例一样，既往文献已经有结节性疥疮中存在 CD30 阳性大细胞的报道[4]，类似的表现还可见于蜱虫和蜘蛛叮咬。各种药物，如卡马西平[5]、细胞因子、头孢呋辛、吉西他滨等引起的淋巴瘤样增生中，也可发现 CD30 抗原的表达。炎症性皮肤病，如急性痘疮样苔藓样糠疹，可以表达 CD30，偶尔，在冻疮、表皮囊肿等的组织学中也可见 CD30 阳性的细胞。

通常认为，在炎症性病变中，CD30 阳性的细胞通常散在分布，且表达强弱不等，多以膜阳性为主，本例组织学即体现出这样的特点，但在部分文献中，CD30 阳性细胞可以成簇出现，表达强度相当明显，且表现为细胞膜和核旁 Golgi 体阳性，难以和 LyP 鉴别[2]，这种情况下，组织学结合临床表现有助于明确诊断。

参考文献

[1] Szablewski V, Laurent-Roussel S, Rethers L, et al. Atypical fibrous histiocytoma of the skin with CD30 and p80/ALK1 positivity and ALK gene rearrangement. J Cutan Pathol, 2014, 41(9): 715-719.

[2] Werner B, Massone C, Kerl H, et al. Large CD30-positive cells in benign, atypical lymphoid infiltrates of the skin. J Cutan Pathol, 2008, 35(12): 1100-1107.

[3] Cepeda LT, Pieretti M, Chapman SF, et al. CD30-positive atypical lymphoid cells in common non-neoplastic cutaneous infiltrates rich in neutrophils and eosinophils. Am J Surg Pathol, 2003, 27(7): 912-918.

[4] Gallardo F, Barranco C, Toll A, et al. CD30 antigen expression in cutaneous inflammatory infiltrates of scabies: a dynamic immunophenotypic pattern that should be distinguished from lymphomatoid papulosis. J Cutan Pathol, 2002, 29(6): 368-373.

[5] Nathan DL, Belsito DV. Carbamazepine-induced pseudolymphoma with CD-30 positive cells. J Am Acad Dermatol, 1998, 38(5Pt2): 806-809.

病例 17

陈浩

【临床病史】患者，男性，63 岁，右侧臀部结节斑块 1 个月。

【临床表现】

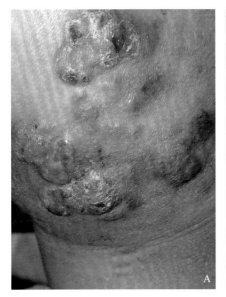
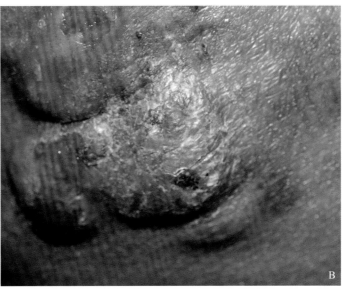

图 17.1　右侧臀部可见多发结节和斑块（A），局部伴有浅表破溃（B）

【体格检查】右臀部多发皮下结节和斑块，局部破溃，浅表淋巴结未触及。

【实验室检查】常规检查阴性，胸腹 CT 未见淋巴结肿大及肝脾肿大。

【组织学表现】

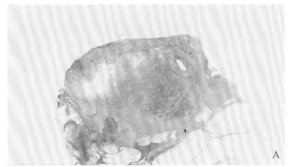
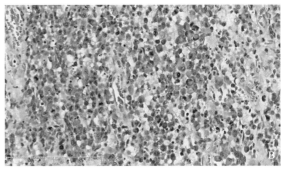

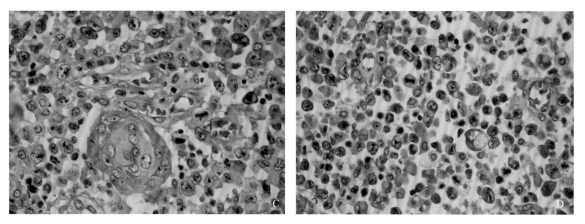

图 17.2 表皮破溃，病变位于真皮浅中层，结节状，间质黏液变（A，0.75×；B，10×）；病变中可见多形性大细胞呈结节状浸润，可见多核巨细胞，核分裂显著（C 和 D，20×），可见小灶状坏死

> 👤 **您的诊断?**

【免疫组织化学】

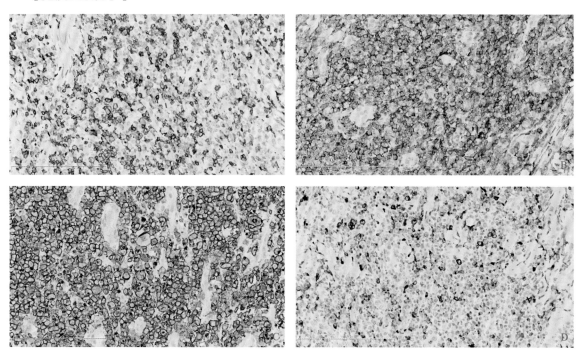

图 17.3 多形性淋巴细胞部分表达 CD3（A，20×）和 CD5；大部分表达 CD4（B，20×）、CD30（C，20×）、GrB（D，20×）和 TIA-1；不表达 CD20、CD8、CD15、CD56、EMA、间变性淋巴瘤激酶（anaplastic lymphoma kinase，ALK）；Ki67：阳性细胞约 70%；原位杂交：EBER（-）

【诊断】原发性皮肤间变性大细胞淋巴瘤（primary cutaneous anaplastic large cell lymphoma，pc-ALCL）

【治疗和随访】口服甲氨蝶呤每周 10 mg，2 个月后皮损消退后未复发。

【讨论】

原发性皮肤 CD30⁺ 淋巴增殖性疾病（primary cutaneous CD30⁺ lymphoproliferative disorders），是原发性皮肤淋巴瘤常见的类型，约占其总数的 30%，仅次于蕈样肉芽肿[1]，包括原发性皮肤间变性大细胞淋巴瘤和淋巴瘤样丘疹病，及介于两者之间的、具有重叠表现的病变[2]。谱系内疾病的临床、组织学及分子遗传学特点都有一定程度的重叠表现，需要结合临床表现来鉴别。

pcALCL 常发生于中老年男性，儿童病例较为少见，常表现为单发或局限性结节和斑块，单个皮损直径常大于 2 cm，常常伴有角化和结痂，部分伴有破溃和卫星灶。20% 的患者皮损多发，10%～15% 的患者有引流淋巴结受累[3]。皮损多发或累及肢体的多发皮损的患者预后较差，常有系统受累[4]。

组织学显示肿瘤呈结节状或弥漫性浸润真皮和皮下组织，表皮常有增生，甚至假上皮瘤样增生。嗜表皮现象少见，如存在，常表现为小的、淋巴样细胞亲表皮，而大的淋巴样细胞分布于真皮，且表皮及真皮的淋巴样细胞表达 CD30 呈双相性表达，提示存在 DUSP22-IRF4 重排。肿瘤细胞多形性，可见 Hallmark 细胞，即细胞核呈马蹄铁或胚胎样，胞质丰富，嗜酸性，可见多核巨细胞，类似 R-S 细胞。其他少见的组织学亚型包括肉瘤样型、小细胞型、富于中性粒细胞或嗜酸性粒细胞型等，但不同组织学亚型与预后无关。75% 以上的肿瘤细胞表达 CD30 和 CD4，细胞毒性蛋白（GrB、穿孔素及 TIA-1）常阳性；常有 T 细胞标记不同程度的丢失；不到 5% 的患者 CD8 可阳性，也可表达 CD56。但不表达 CD15 和 ALK，偶可表达 EMA。EBV 原位杂交为阴性。

肿瘤没有 t（2;5）（p23;q35），约 28% 的患者有 DUSP22-IRF4 重排[5]，后者常常缺失表达细胞毒蛋白，且组织学上可存在嗜表皮现象和 CD30 双相表达。需要注意的是，除了 pcALCL，DUSP22-IRF4 重排还可见于 ALK⁻ALCL[6]、LyP[7] 和 MF 的大细胞转化[8]。pcALCL 常没有 TP63 重排，而 15% 的 CD30⁺ 淋巴增殖性疾病存在涉及 TYK2 的融合基因[9]。

本病无论临床还是病理表现均差异较大，很容易误诊，需要和多种疾病，包括癌和肉瘤相鉴别。对于淋巴造血系统肿瘤来说，需要与表达 CD30 抗原的多种疾病相鉴别。由于和 LyP 存在谱系改变，所以 pcALCL 组织学常需要和 LyP 鉴别，尤其是 C 型 LyP，结合临床表现常不难鉴别，因为后者皮损常多发，单个皮损小于 2 cm，自行消退现象更明显。但有时两者表现有重叠，鉴别很困难，可以放在交界性病变范畴。本病形态学及免疫表型还需要与系统性的间变性细胞淋巴瘤鉴别，本病 ALK 阴性，没有 t（2;5）可以与 ALK⁺ALCL 鉴别。缺乏系统受累可以与 ALK⁻ALCL 鉴别。较难与本病鉴别的是 MF 的大细胞转化（large cell transformation of mycosis fungoides，MF-LCT），两者组织学无法鉴别，而且 LCT 可以发生在 MF 的任何时期，由于两者治疗及预后均不同，病理改变紧密地结合临床、且与皮肤科临床医师讨论有助于鉴别两者。

本病预后良好，10 年生存率超过 90%，即使是累及引流淋巴结的患者，也有 10%～42% 的病例可以自行消退，但复发很常见。单发者或病变局限可采用手术切除或放疗。若皮损泛发，可口服小剂量甲氨蝶呤或 PUVA 照射。少数进展迅速或有皮肤外受累的患者可以考虑 CD30 单抗及多种药物联合化疗。

参考文献

[1] Chen C, Gu YD, Geskin LJ. A review of primary cutaneous CD30(+) lymphoproliferative disorders. Hematol Oncol Clin North Am, 2019, 33(1): 121-134.

[2] Swerdlow SH, Campo E, Pileri SA, et al. The 2016 revision of the World Health Organization classification of lymphoid neoplasms. Blood, 2016, 127(20): 2375-2390.

[3] Bekkenk MW, Geelen FA, van Voorst Vader PC, et al. Primary and secondary cutaneous CD30(+) lymphoproliferative disorders: a report from the Dutch cutaneous lymphoma group on the long-term follow-up data of 219 patients and guidelines for diagnosis and treatment. Blood, 2000, 95(12): 3653-3661.

[4] Vu K, Ai W. Update on the treatment of anaplastic large cell lymphoma. Curr Hematol Malig Rep, 2018, 13(2): 135-141.

[5] Feldman AL, Dogan A, Smith DI, et al. Discovery of recurrent t(6;7)(p25.3;q32.3) translocations in ALK-negative anaplastic large cell lymphomas by massively parallel genomic sequencing. Blood, 2011, 117(3): 915-919.

[6] Parrilla Castellar ER, Jaffe ES, Said JW, et al. ALK-negative anaplastic large cell lymphoma is a genetically heterogeneous disease with widely disparate clinical outcomes. Blood, 2014, 124(9): 1473-1480.

[7] Karai LJ, Kadin ME, Hsi ED, et al. Chromosomal rearrangements of 6p25.3 define a new subtype of lymphomatoid papulosis. Am J Surg Pathol, 2013, 37(8): 1173-1181.

[8] Pham-Ledard A, Prochazkova-Carlotti M, Laharanne E, et al. IRF4 gene rearrangements define a subgroup of CD30-positive cutaneous T-cell lymphoma: a study of 54 cases. J Invest Dermatol, 2010, 130 (3): 816-825.

[9] Velusamy T, Kiel MJ, Sahasrabuddhe AA, et al. A novel recurrent NPM1-TYK2 gene fusion in cutaneous CD30-positive lymphoproliferative disorders. Blood, 2014, 124(25): 3768-3771.

病例 18

薛燕宁　陈浩

【临床病史】患者，男性，62 岁，左前胸结节 3 周。

【临床表现及系统检查】皮损见图 18.1，左腋下可触及 1 个肿大淋巴结。

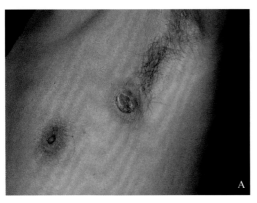
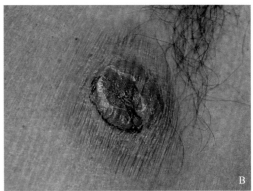

图 18.1　左前胸近腋前可见 3 cm×3 cm 大小斑块（A 和 B），表面无破溃

【组织学特点】

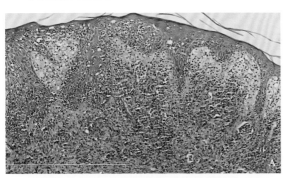
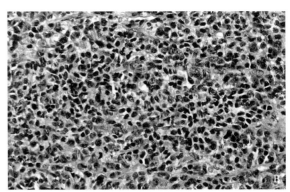
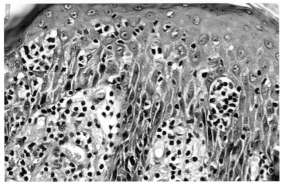

图 18.2　表皮不规则增生，真皮内可见淋巴样细胞弥漫或结节状浸润，部分移入表皮（A，10×）；真皮内细胞较大，细胞异型明显（B，20×）；表皮内移入细胞，体积较小，可见微脓肿形成（C，20×）

> 👤 您的诊断?

【免疫组织化学】

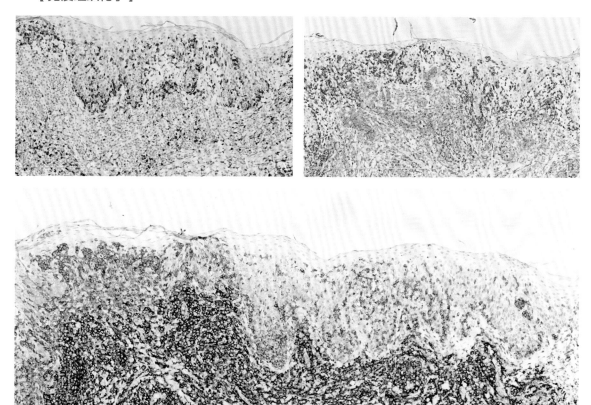

图 18.3　淋巴细胞表达 CD4 和 CD5，但不表达 CD20、CD8、CD56、CD15、EMA、ALK、TIA-1 和 GrB。而 CD2、CD3 和 CD30 呈双相表达模式；表皮内淋巴细胞 CD3 部分缺失（A，10×），弱阳性表达 CD30；而强阳性表达 CD2（B，10×）；而真皮内淋巴样细胞强阳性表达 CD30（C，20×）、弱阳性表达 CD2，CD3 表达缺失。EB 病毒原位杂交阴性

【实验室检查】常规检查未见异常；PET-CT：除同侧腋下淋巴结肿大外，未见异常。

【荧光原位杂交（FISH）】 *IRF4–DUSP22* 显示探针红蓝分离信号（图 18.4）。

【诊断】 原发性皮肤间变性大细胞淋巴瘤伴 *DUSP22* 重排（primary cutaneous anaplastic large cell lymphoma with *DUSP22* rearrangement）

【治疗和随访】 外院 4 疗程 CHOP 方案治疗后皮损消退，3 个月后复发，给予口服甲氨蝶呤（MTX）治疗后皮损未复发。

【讨论】

间变性大细胞淋巴瘤（anaplastic large-cell lymphomas，ALCL）是一组 CD30 阳性的非霍

图 18.4　荧光原位杂交（FISH）显示 IRF4–DUSP22 探针红蓝分离信号（20×）

奇金淋巴瘤，根据临床及病理可以分为 4 类：系统性 ALK⁺ALCL[systemic anaplastic lymphoma kinase（ALK）-positive ALCL，ALK⁺ALCL]、系统性 ALK⁻ALCL、原发性皮肤 ALCL（primary cutaneous ALCL）和乳房填充物相关的 ALCL。各型 ALCL 的治疗和预后不完全相同，其中原发皮肤的病变预后较好，而系统性 ALK⁻ALCL 的预后则相对较差。

根据是否存在 *DUSP22* 和 *TP63* 重排可以将 ALK⁻ALCL 的患者进一步分层，伴有 *DUSP22* 重排提示预后较好，而有 *TP63* 重排则相反。约 30% 的 ALK⁻ALCL 患者具有位于 6p25.3 的 *DUSP22* 基因重排 [1]，而且形态学显示有较多的 Hallmark 和 doughnut 细胞，而多形性细胞较少见 [2]。此外 26%～57% 的 pcALCL 和 LyP 及 CD30 阳性的转化性 MF 也存在 *DUSP22* 基因重排 [3]。但未显示和预后相关。

已有 11 例具有 *DUSP22–IRF4* 重排的 LyP 被报道 [4]。这些病例临床多为老年人，皮损多见于头面部，组织学呈现双相表达，即肿瘤同时出现嗜表皮和在真皮内成团分布。嗜表皮的淋巴细胞体积较小，弱阳性表达 CD30，类似 B 型 LyP，而真皮内的肿瘤细胞较大，强阳性表达 CD30，类似 C 型 LyP。

仅有数例组织学呈现双相模式、具有 *DUSP22–IRF4* 重排的皮肤 ALCL 被报道 [5-7]，其中包括一例 ALK⁻ALCL 累及皮肤的病例 [7]，所有的病例均为中老年人，表现为单发皮损，预后均很好。组织学上，真皮病变显示 ALCL 常见的组织学形态，表皮病变则类似于 MF，部分病例类似本例，CD30 显示双相表达模式。而且，所有的病例均不表达 TIA-1 和 GrB。

虽然组织学双相表达的皮肤 ALCL 和 LyP 均少见，但都预后较好，其特殊的形态学映射了其特殊的发病机制，也进一步说明皮肤的 CD30 阳性的淋巴增殖性疾病呈谱系改变，无论是临床、组织学还是分子遗传学。

参考文献

[1] Parrilla Castellar ER, Jaffe ES, Said JW, et al. ALK-negative anaplastic large cell lymphoma is a genetically heterogeneous disease with widely disparate clinical outcomes. Blood, 2014, 124(9): 1473-1480.

[2] King RL, Dao LN, McPhail ED, et al. Morphologic features of ALK-negative anaplastic large cell lymphomas with DUSP22 rearrangements. Am J Surg Pathol, 2016, 40(1): 36-43.

[3] Feldman AL, Law M, Remstein ED, et al. Recurrent translocations involving the IRF4 oncogene locus in peripheral T-cell lymphomas. Leukemia, 2009, 23(3): 574-580.

[4] Karai LJ, Kadin ME, Hsi ED, et al. Chromosomal rearrangements of 6p25.3 define a new subtype of lymphomatoid papulosis. Am J Surg Pathol, 2013, 37(8): 1173-1181.

[5] Onaindia A, Montes-Moreno S, Rodríguez-Pinilla SM, et al. Primary cutaneous anaplastic large cell lymphomas with 6p25.3 rearrangement exhibit particular histological features. Histopathology, 2015, 66(6): 846-855.

[6] Olson LC, Cheng E, Mathew S, et al. Primary Cutaneous Anaplastic Large-Cell Lymphoma With 6p25.3 Rearrangement in a Cardiac Transplant Recipient: A Case Report and Review of the Literature. Am J Dermatopathol, 2016, 38(6), 461-465.

[7] Feldman AL, Grogg KL, Knudson RA, et al. Secondary cutaneous involvement by systemic anaplastic lymphoma kinase-negative anaplastic large-cell lymphoma with 6p25.3 rearrangement. Histopathology, 2015, 67(6): 932-935.

病例 19

熊竞舒　陈浩

【临床病史】患者，女性，30 岁，右下肢条状结节，溃疡 5 个月。5 个月前，右足背撞伤后出现皮下结节，渐累及右下肢近端，同时足背皮损出现破溃，曾在多家医院疑诊为孢子丝菌病或分枝杆菌感染，多次活检培养未见病原体。

【临床表现】

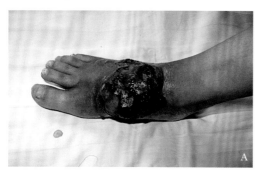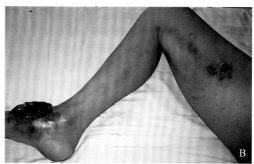

图 19.1　右侧足背可见破溃性结节和肿块（A），皮损在右下肢呈线状排列（B）

【体格检查】未见浅表淋巴结肿大。

【实验室检查】常规检查阴性，多次真菌和分枝杆菌培养均为阴性。

【组织学表现】

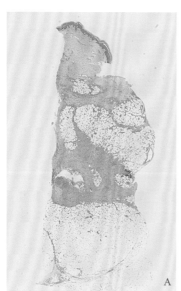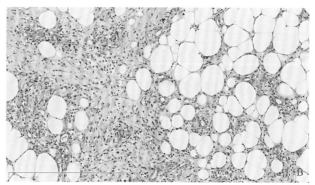

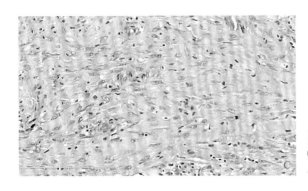

图 19.2　病变位于真皮深部及皮下脂肪（A，0.55×）；皮下脂肪间隔内可见梭形细胞增生，伴有小淋巴细胞和间质黏液变性（B，10×；C，20×）

> 您的诊断？

【免疫组织化学】

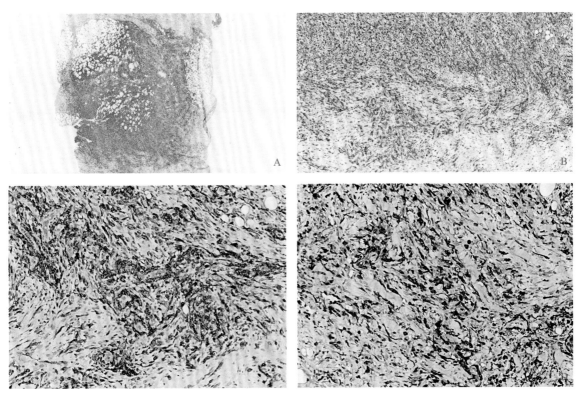

图 19.3　梭形细胞表达 CD4、CD5、CD30（A，1.25×；B，5×；C，10×）、EMA、ALK（D，10×）、TIA-1 和 GrB；但不表达 CD3、CD20、CD8、CD79a、CD56、CD68、SMA 和 Desmin；ki67：阳性细胞约 60%；EBER：阴性

【**T 细胞受体重排**】阳性。

【**PET-CT**】左下肢皮肤多发高代谢病灶，未见淋巴结及肝脾受累。

【**诊断**】原发性皮肤 ALK 阳性间变性大细胞淋巴瘤，肉瘤样亚型（primary cutaneous ALK positive anaplastic large-cell lymphomas，sarcomatoid subtype）

【**治疗和随访**】8 个疗程的 CHOPE 方案及 15 个疗程的放疗后皮损消退。随访 32 个月后，右侧腹股沟皮下新发肿块，PET-CT 显示脾肿大，但没有淋巴结肿大。

【**第二次皮肤活检**】

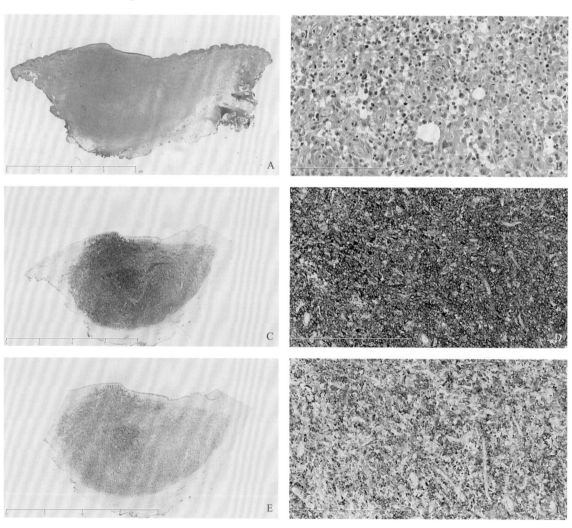

图 19.4　病变位于真皮全层，呈弥漫浸润（A，0.68×）；肿瘤细胞呈上皮样，胞质丰富，可见典型 Hallmark 细胞（B，20×）；肿瘤细胞表达 CD43、CD30（C，0.68×；D，10×）、ALK（E，0.68×；F，10×）、TIA-1、GrB 和 EMA，而不表达 CD3 和 CD20

【治疗和随访】4 个疗程的 DACE 方案治疗无效后，肿瘤累及腹部和右侧上肢，12 个月后患者死于感染。

【讨论】

线状分布的皮损在皮肤科并不少见，多为炎症和感染性疾病，前者如红斑狼疮等，后者常见的是淋巴管型的孢子丝菌病及海鱼分枝杆菌感染，少数肿瘤也可表现为线状分布，如血管球瘤等，而淋巴瘤呈线状排列较为少见。

间变性大细胞淋巴瘤（anaplastic large-cell lymphomas）根据临床及病理可以分为 4 类：系统性 ALK⁺ALCL、系统性 ALK⁻ALCL、原发性皮肤 ALCL 和乳房填充物相关的 ALCL。各型 ALCL 的治疗和预后不完全相同，其中 pcALCL 预后较好，而系统性 ALK⁻ALCL 的预后则相对较差。

系统性 ALCL 可以累及皮肤，但原发于皮肤的病例较为少见[1-2]。常表现为单发的结节和肿块，且大部分患者不可避免地出现系统受累，仅有个别病例，包括本例患者皮损始终局限于皮肤，容易误诊为 pcALCL。但系统性 ALCL，即使是 ALK⁺ALCL 预后也比 pcALCL 差。

70% 的 ALCL 组织学表现为经典型，即片状分布的多形性肿瘤细胞，伴散在的 Hallmark 细胞、多核细胞和 RS 样细胞，其他的组织学类型可见小细胞型、单形型、淋巴组织细胞型等，肉瘤样亚型较为少见，且病变仅累及皮肤的仅有 3 例报道[3-4]。

ALCL 常会丢失 CD3 和 CD20，肉瘤样亚型 ALCL 尤为容易误诊，本例需要和炎性未分化肉瘤、炎性肌成纤维细胞瘤和肉瘤样癌鉴别。炎性未分化肉瘤与 ALCL 类似，可以出现大的非典型组织样细胞和炎症背景，但前者不表达 CD30、ALK 和细胞毒表型。炎性肌成纤维细胞瘤可以表达胞质型 ALCL，但不表达 CD30 和细胞毒表型；本病表达 CD30 和 ALK 有助于和肉瘤样癌鉴别，虽然两者均可表达 EMA。

本例特殊之处还在于在疾病不同时期，肿瘤细胞的形态学发生了变化，从梭形细胞亚型变为经典型，因为较为少见，其变化原因及对治疗及预后的影响尚不清楚。

参考文献

[1] ALSayyah A, AlHumidi A. A primary systemic ALCL present initially as cutaneous localized skin lesions: report of an unusual case. Am J Dermatopathol, 2015, 37(1):e12-14.

[2] Xue D, Li X, Ren Y, et al. Primary cutaneous anaplastic large cell lymphoma with ALK expression and a rapidly progressive cutaneous nodule. Int J Surg Pathol, 2015, 23(4): 333-335.

[3] Chan JK. Anaplastic large cell lymphoma: redefining its morphologic spectrum and importance of recognition of the ALK-positive subset. Adv Anat Pathol, 1998, 5(5): 281-313.

[4] Bassett K, Stutz N, Stenstrom ML, et al. Primary cutaneous sarcomatoid anaplastic large-cell lymphoma. Am J Dermatopathol, 2012, 34(3): 301-304.

第三篇

原发性皮肤 T 细胞淋巴瘤，其他类型

病例 20

陈浩

【临床病史】患者，男性，11 岁，双下肢多发斑块 6 个月，无明显自觉症状。

【临床表现】

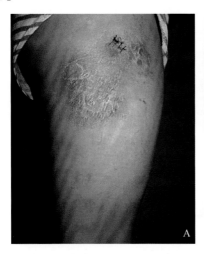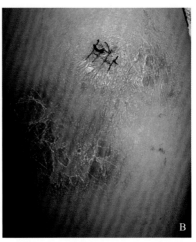

图 20.1 右侧大腿外侧可见界限不清的肿胀性红斑，斑块，局部皮损消退（A 和 B）

【体格检查】未见浅表淋巴结肿大。

【实验室检查】常规检查阴性。

【组织学表现】

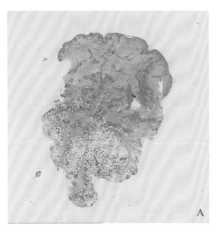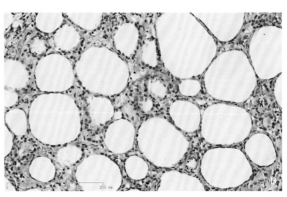

图 20.2 病变主要累及皮下脂肪，呈现小叶性脂膜炎改变（A，0.5×）；部分细胞围绕脂肪细胞呈花环状排列（B，10×）

> 👨‍⚕️ **您的诊断?**

【免疫组织化学】

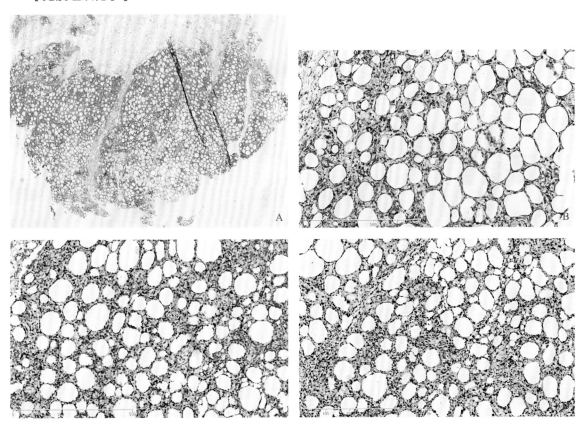

图 20.3　淋巴细胞表达 CD3（A，5×）、CD5、CD8（B，10×）、TIA-1（C，10×）和 GrB；而不表达 CD4、CD20、CD30、CD56；Ki67：显示阳性细胞约 50%（D，10×）；EBER 阴性

【实验室检查】 常规检查未见特殊，胸腹部 CT 未见异常。

【诊断】 皮下脂膜炎样 T 细胞淋巴瘤（subcutaneous panniculitis-like T-cell lymphoma，SPTCL）

【治疗和随访】 口服激素 30 mg/d 及小剂量甲氨蝶呤（MTX），皮损消退后逐渐减量，随访 6 年未复发。

【讨论】

　　本病相对少见，占非霍杰金淋巴瘤的比例小于 1%。在 2008 年 WHO 淋巴造血组织肿瘤分类中，根据临床表现、免疫组织化学特点及预后将本病与皮肤 γ/δ T 细胞淋巴瘤区分为 2 个疾病[1]。

本病好发于女性，成人及儿童均可发生，平均发病年龄为 36 岁。皮损主要累及下肢，也可发生于躯干、面、颈和胸部，常表现为单发或多发的皮下结节和斑块，溃疡少见，皮损表现类似结节性红斑、狼疮性脂膜炎或其他脂膜炎性疾病，常有自发消退现象，很少播散至皮肤以外的器官，病程缓慢。50% 的患者伴有全身症状，如发热、肌痛、疲劳不适、体重减轻等，还可伴发噬血细胞综合征。

约 20% 的患者具有自身免疫性疾病[2]，特别是系统性红斑狼疮（SLE），可出现自身抗体。部分病例具有狼疮性脂膜炎和 SPTCL 两者重叠的临床和组织学特点，所以有学者认为两者是谱系关系。

肿瘤细胞在皮下组织的浸润类似脂膜炎，而脂肪间隔、表皮和真皮不受累。肿瘤细胞为中等、（偶尔为大的）多形性 T 淋巴细胞，核深染，围绕单个脂肪细胞边缘排列，形成花边样外观。坏死很常见，核碎裂和细胞吞噬现象也较常见。可伴有组织细胞形成的肉芽肿，也可出现反应性的小淋巴细胞增生。虽然肿瘤细胞围绕单个脂肪细胞边缘排列，形成花边样改变对诊断本病有帮助，但这并不是本病特有的组织学改变，其他累及皮下脂肪的淋巴瘤及部分炎性疾病均可出现。部分病例显示毛囊角栓、界面空泡状变性、黏蛋白沉积、浆细胞聚集，使得本病和狼疮性脂膜炎较难鉴别。

肿瘤细胞显示 α/β T 细胞表型（βF1⁺、CD3⁺、CD4⁻、CD8⁺），表达细胞毒标记物 TIA-1、颗粒酶 B 和穿孔素；很少表达 CD30 和 CD56，EBER 阴性。

本病需要与多种疾病鉴别，最主要是与狼疮性脂膜炎相鉴别，后者常发生于面部及肢体脂肪多的区域，也常伴有 B 症状；两者均可出现血细胞减少和自身抗体；组织学上，两者组织学常有重叠，但界面改变、黏蛋白沉积、淋巴滤泡的出现和淋巴浆细胞的浸润、CD123⁺ 的浆细胞样的树突细胞的数量在红斑狼疮中更为明显；表达 CD8、且有高 Ki67 指数的 T 淋巴细胞围绕单个脂肪细胞形成脂肪花环状结构则更支持 SPTCL 的诊断。本病还需要与容易累及皮下脂肪组织的淋巴瘤相鉴别，主要是皮肤 γ/δ T 细胞淋巴瘤和 NK/T 细胞淋巴瘤，后两者临床病程通常急性；皮损常有溃疡形成，系统症状明显。皮肤 γ/δ T 细胞淋巴瘤浸润不仅仅局限于皮下，真皮和（或）表皮也可受累（常伴显著的嗜表皮现象）；肿瘤细胞 α/β T 细胞标记物 β-F1 阴性，CD4 和 CD8 常为双阴性，而表达 TCR γ/δ，且常常表达 CD56。对于中国人来说，NK/T 细胞淋巴瘤比 SPTCL 更为常见，部分患者临床表现也可呈惰性，前者也常常累及皮下脂肪，形态学上，前者肿瘤细胞除了形成脂肪花环外，还在脂肪细胞间呈膨胀性生长、呈血管中心性和血管破坏性生长、表达 EBER 可与本病鉴别。

大部分患者病程较长、皮疹局限于皮下脂肪，可反复出现但不累及皮肤外器官，5 年生存率超过 80%；偶有病例可累及淋巴结、外周血和骨髓，20% 的患者可出现嗜血细胞综合征，这些患者的 5 年生存率为 46%[3]。本病尚无标准治疗方案，大部分患者系统使用激素和免疫抑制剂有效[4]，如本例使用小剂量激素及 MTX 取得较好效果，伴有皮肤外受累、伴有嗜血细胞综合征或病情顽固时可采用 CHOP 方案或以阿霉素为基础的多药化疗方案和干细胞移植。

参考
文献

[1] Swerdlow SH, Campo E, Harris NL, et al. WHO Classification of Tumours of Haematopoietic and Lymphoid Tissues. 4th ed. Lyon: IARC Press, 2008.

[2] López-Lerma I, Peñate Y, Gallardo F, et al. Subcutaneous panniculitis-like T-cell lymphoma: Clinical features, therapeutic approach, and outcome in a case series of 16 patients. J Am Acad Dermatol, 2018, 79(5): 892-898.

[3] LeBlanc RE, Tavallaee M, Kim YH, et al. Useful Parameters for Distinguishing Subcutaneous Panniculitis-like T-Cell Lymphoma From Lupus Erythematosus Panniculitis. Am J Surg Pathol, 2016, 40(6): 745-754.

[4] Fujii K. New Therapies and Immunological Findings in Cutaneous T-Cell Lymphoma. Front Oncol, 2018, 8:198.

病例 21

陈浩

【临床病史】患者，男性，64 岁，全身红斑鳞屑 10 年加重 2 个月。患者 10 年前全身出现红斑鳞屑、自行擦药治疗，皮损反复。2019 年外院诊断为银屑病，给予阿维 A 等药物口服治疗，外用激素软膏，治疗有效但皮损反复。近 2 个月皮损加重融合成大片状，按照银屑病治疗效果欠佳来诊。

【临床表现】

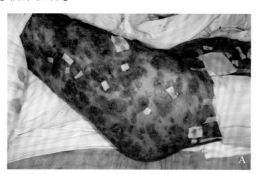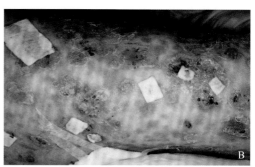

图 21.1 躯干四肢显示多发红斑片（A），部分浅表糜烂及结痂（B）

【体格检查】未及浅表淋巴结肿大。

【实验室检查】血常规：嗜酸性粒细胞 13.8%，血红蛋白（HB）89 g/L，血小板（PLT）：468×10⁹/L，C- 反应蛋白（CRP）：93；肝肾功能：谷丙转氨酶（ALT）89 U/L，谷草转氨酶（AST）108 U/L，乳酸脱氢酶（LDH）279 U/L，其余正常。

【组织学表现】

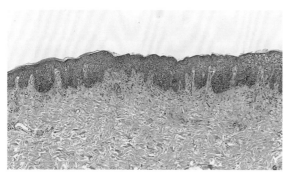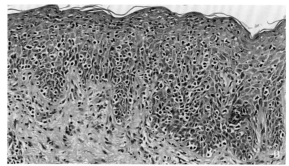

图 21.2 表皮角化过度伴轻度角化不全，棘层轻度不规则增生（A，5×）；表皮内可见小淋巴样细胞呈佩吉特样浸润，细胞轻度不规则，细胞周有空晕，真皮乳头血管周围可见灶状小淋巴细胞浸润（B，20×）

> 👤 **您的诊断？**

【免疫组织化学】

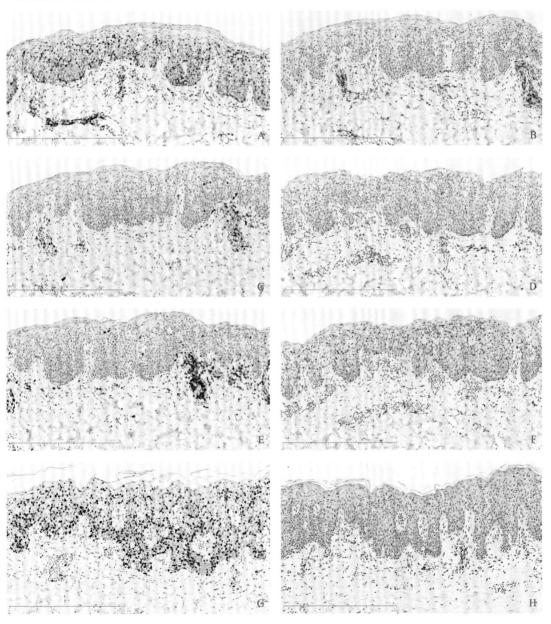

图 21.3 表皮内淋巴细胞表达 CD3（A，5×）；而 CD4（B，5×）、CD8（C，5×）、CD20（D，5×）、CD5（E，5×）阴性，GrB（F，5×）和 TIA-1 阳性；Ki67（G，5×）显示淋巴细胞增殖指数升高；而 βF1（H，5×）阴性；EBER：阴性

【诊断】符合原发性皮肤 γ/δ T 细胞淋巴瘤 [primary cutaneous gamma-delta（γ/δ）T-cell lymphoma，PCGDTCL]

【治疗和随访】诊断明确后，患者转肿瘤医院治疗，2 周后死于感染性休克。

【讨论】

原发性皮肤 γ/δ T 细胞淋巴瘤较为少见，2008 年和 2017 年 WHO 将本病列为独立的病种[1]，其数量仅占原发性皮肤 T 细胞淋巴瘤的不到 1%。本病好发于成人，肢端多见，皮损表现多样，可呈斑片、斑块、皮下结节或肿瘤。病程通常急进性，中位生存时间为 15～30 个月，5 年生存率为 20%～33%[2]，但亦有如本例一样，表现为惰性病程的病例[3-4]。患者常有 B 症状，表现为皮下结节和肿瘤的患者常还有嗜血细胞综合征，病变可以累及中枢和肠道，但很少累及淋巴结、脾和骨髓。

本病组织学主要有 3 种模式，即嗜表皮、真皮浸润为主的病变和皮下脂肪炎样浸润。嗜表皮模式类似于佩吉特样网状组织细胞增生症，而皮下脂膜炎样模式则类似于皮下脂膜炎样 T 细胞淋巴瘤，同一患者可以出现多种组织学模式。肿瘤细胞中等到大，坏死较为常见，血管中心性及破坏性浸润较为常见。仅表现为嗜表皮的患者与表现为皮下脂肪炎样的患者相比，预后更好，中位生存时间更长[5]；二代测序显示，两者肿瘤细胞来源不一致，前者来源于表皮内的 Vδ1 型 γ/δ T 细胞，可不表达细胞毒蛋白；而后者来源于脂肪内 Vδ2 型的 γ/δ T 细胞，常表达细胞毒蛋白[6]。本病免疫组织化学显示肿瘤细胞表达 CD3、CD2、CD56 和细胞毒蛋白，而 βF1、CD5、CD4 和 CD8 阴性；部分病例表达 CD8 和 CD30。EB 病毒原位杂交阴性。本例没有做 TCRγδ，仅做了 βF1，严格来说，诊断并不准确，因为部分肿瘤存在缺失表达 TCR 的情况[7]，细胞不表达 βF1，并不意味着一定表达 TCRγδ，但结合患者临床病史和免疫表型，可以确定本病诊断。

本病临床和组织学表现多样，需要与多种疾病相鉴别，如本例，仅表现为肿瘤细胞嗜表皮，加上病程惰性，需要和 γ/δT 型 MF 鉴别，后者免疫表型为 TCRγδ⁺CD4⁻CD8⁻，虽然 γ/δT 型 MF 与本病的关系尚有争议，但 γ/δT 型 MF 需要密切随访；通常斑片期 MF 很少有如本例中如此明显的脱屑，而伴有系统症状的 MF 通常位于进展期，应该会出现斑块及肿瘤期皮损。所以密切的临床联系对于诊断和鉴别诊断十分重要。由于本病组织学可呈现脂膜炎样和亲血管浸润，PCGDTCL 尚需和皮下脂膜炎样 T 细胞淋巴瘤（SPTCL）和 NK/T 细胞淋巴瘤相鉴别，2008 版 WHO 将 PCGDTCL 从 SPTCL 中区分出来，因为本病预后较差。两者的鉴别在于 SPTCL 表达 CD8 和 βF1，而本病通常 CD8⁻βF1⁻；而 EBER 阳性、TCR 常呈胚系表达可以将 NK/TCL 与本病相鉴别。

虽然组织学仅有嗜表皮的 PCGDTCL 预后较伴有皮下脂膜炎样的患者预后较好，亦有部分患者初期可呈惰性表现，但本病总体预后较差，中位生存时间为 15～30 个月，5 年生存率为 20%～33%。尚没有好的治疗方案，需要收集更多的病例研究。

参考文献

[1] Swerdlow SH, Campo E, Pileri SA, et al. The 2016 revision of the World Health Organization (WHO) classification of lymphoid neoplasms. Blood, 2016, 127(20): 2375-2390.

[2] Guitart J, Weisenburger DD, Subtil A, et al. Cutaneous gd T-cell lymphomas: a spectrum of presentations with overlap with other cytotoxic lymphomas. Am J Surg Pathol, 2012, 36(11): 1656-1665.

[3] von Dücker L, Fleischer M, Stutz N, et al. Primary Cutaneous Gamma-Delta T-Cell Lymphoma With Long-Term Indolent Clinical Course Initially Mimicking Lupus Erythematosus Profundus. Front Oncol, 2020, 10:133.

[4] Ali L, Young MR, Bayerl MG, et al. Gamma-delta T-cell lymphoma arising in a long-standing cutaneous plaque. J Cutan Pathol, 2015, 42(12): 987-991.

[5] Merrill ED, Agbay R, Miranda RN, et al. Primary Cutaneous T-Cell Lymphomas Showing Gamma-Delta (γδ) Phenotype and Predominantly Epidermotropic Pattern are Clinicopathologically Distinct From Classic Primary Cutaneous γδ T-Cell Lymphomas. Am J Surg Pathol, 2017, 41(2): 204-215.

[6] Daniels J, Doukas PG, Escala MEM, et al. Cellular origins and genetic landscape of cutaneous gamma delta T cell lymphomas. Nat Commun, 2020, 11(1): 1806.

[7] Garcia-Herrera A, Song JY, Chuang SS, et al. Nonhepatosplenic γδ T-cell lymphomas represent a spectrum of aggressive cytotoxic T-cell lymphomas with a mainly extranodal presentation. Am J Surg Pathol, 2011, 35(8): 1214-1225.

病例 22

陈浩

【**临床病史**】患者，男性，52 岁，头皮多发红色结节 2 个月，激素软膏治疗效果不佳来诊，患处无自觉症状。

【**临床表现**】

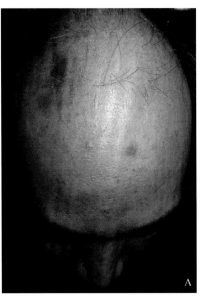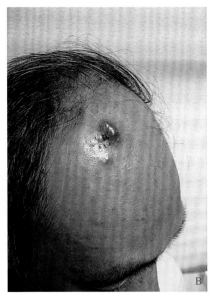

图 22.1　头皮可见多发隆起性红斑结节，表皮完整，无破溃（A 和 B）

【**体格检查**】未及浅表淋巴结肿大。

【**实验室检查**】血尿常规、肝肾功能正常，胸腹部 CT 无特殊。

【**组织学表现**】

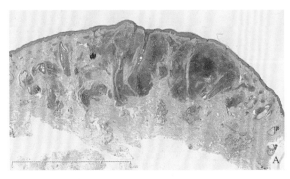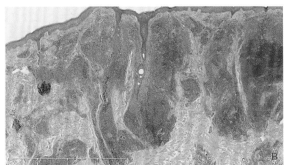

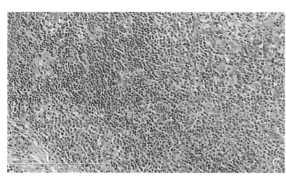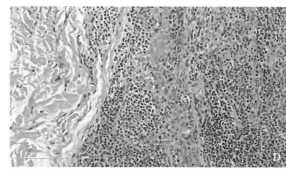

图 22.2 表皮轻度增生,真皮内可见淋巴样细胞结节状浸润,可见无浸润带形成(A,1.25×;B,2.5×),结节由中等及小的淋巴样细胞组成(C,20×);可见淋巴细胞移入毛囊上皮(D,20×)

您的诊断?

【免疫组织化学】

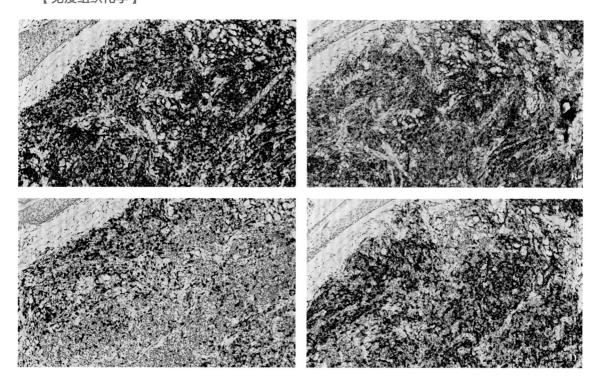

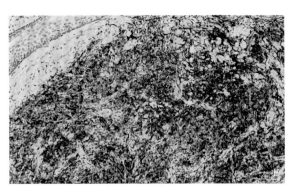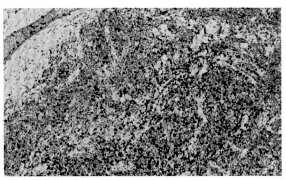

图 22.3 真皮内淋巴细胞表达 CD3（A，10×）和 CD4（B，10×）；仅少数细胞表达 CD8（C，10×）；部分表达 CD20（D，10×），PD-1（E，10×）和 BCL-6；淋巴细胞不表达 CD10、CD30、CD56、GrB、TIA-1；Ki67（F，10×）显示阳性细胞约 15%；EBER：阴性

【诊断】原发性皮肤 CD4+ 小／中 T 细胞淋巴增殖性疾病（primary cutaneous CD4-positive small-/medium-sized T-cell lymphoproliferative disorder，CD4+ pcSM-LPD）

【治疗和随访】予局部浅层 X 线照射后，患者皮损消退，4 年后左足趾有类似皮损出现，病理表现也符合 CD4+pcSM-LPD，切除后随访 6 年无新发皮损。

【讨论】

在 2008 年 WHO 淋巴及造血组织疾病分类中，将原发性皮肤 CD4+ 小／中 T 细胞淋巴瘤列为独立疾病[1]，由于其病程惰性，预后良好，2017 年 WHO 分类中将其改称为原发性皮肤 CD4+ 小／中 T 细胞淋巴增殖性疾病[2]。

据 WHO 分类，本病约占 CTCL 的 6%，实际比例可能更高。本病好发于成年女性，面颈部多见，也可见于躯干和四肢，大部分患者皮损为单发、隆起性红色结节，表面光滑，伴有毛细血管扩张，少数皮损多发。病程通常急进，无系统受累表现，部分患者皮损会自发消退。

按照 Beltzung F 等的研究[3]，本病组织学有 2 种模式：常见的模式，如本例，表现为真皮全层及皮下脂肪浅层内结节状或弥漫性淋巴细胞增生；少见的模式表现为真皮浅层淋巴样细胞苔藓样宽带状浸润。两种模式的病变均可有嗜表皮改变，以后者常见。病变由小及中等大小的轻度异型淋巴样细胞构成，伴有不同程度的组织细胞、浆细胞和嗜酸性粒细胞浸润，病变中可见大细胞，但比例不超过 30%。除了嗜表皮现象，还可见到嗜毛囊上皮的现象，比例为 18%～74% 不等[3-4]。

淋巴样细胞表达 CD3 和 CD4，同时存在不等量的 CD20 阳性的 B 细胞和少数 CD8 阳性的 T 细胞，CD30 散在，可有不同程度的 T 细胞抗原丢失；本病还表达滤泡辅助 T 细胞免疫表型（即表达 CD10、PD1、ICOS、CXCL13 和 Bcl6），但表达程度不一，通常 PD1、ICOS 和 BCL-6 的表达最为常见。PD1 阳性细胞可成串分布或围绕大细胞形成菊形团样改变。大部分病例不表达 CD10，但我们对 22 例患者的观察中，发现 60% 的患者表达 CD10[4]，但阳性细胞比例不高。Ki67 显示病变增殖指数不高，大部分研究中均小于 15%，但个别可较高，达到 40%[4-5]。大部分病变可以检出克隆性 TCR，部分也可见 IGH 重排。

根据典型的临床、组织学及免疫组织化学的特点，本病不难诊断，但从组织学的角度，本病尚需和以下疾病鉴别：①皮肤 T 细胞假性淋巴瘤。两者组织学及免疫表型有一定程度的重叠，而且均可检出克隆性 TCR；两者不同之处在于 CD4⁺pcSM-LPD 起病较急，皮损多为单发结节，而假性淋巴瘤多为多发，皮损常呈多形性。②原发性皮肤边缘区 B 细胞淋巴瘤（primary cutaneous marginal zone B cell lymphoma，pcMZL）。临床也常表现为单发或局限的结节、组织学病变于真皮呈结节或弥漫浸润，可以分为常见的、表达 IgG 的亚型和少见的、表达 IgM 的亚型。IgG 亚型中除 B 细胞外，常可伴有较多 T 细胞，需要与 CD4⁺pcSM-LPD 鉴别。pcMZL 起病缓和，皮损多位于躯干四肢，虽然 IgG 亚型的 pcMZL 常伴有较多反应性 T 细胞，但病变中常有明显的残留滤泡，且血管周围浆细胞浸润较为明显，存在轻链的限制性表达。③蕈样肉芽肿（mycosis fungoides，MF）和嗜毛囊性蕈样肉芽肿（FMF）。由于 CD4⁺pcSM-LPD 可存在较为明显的嗜表皮及嗜毛囊改变，且可呈苔藓样浸润模式，所以需要与 MF 和 FMF 鉴别。需要注意的是 MF 完全可以表现为单发的、浸润性小结节和斑块，组织学也可表达 PD1，和本病较难鉴别；两者不同之处在于，小结节性 MF 的组织学中，细胞的异型性相对明显，且 PD1 表达较强，Ki67 较高，但有时鉴别确实困难，所以仔细查体及临床随访有助于鉴别。④原发性皮肤外周 T 细胞淋巴瘤，非特殊类型（primary cutaneous peripheral T-cell lymphoma，unspecified，pcPTCL）。后者皮损常多发，多为结节性皮损，且体积较大；肿瘤细胞可以表达 CD4，部分病例也表达滤泡辅助 T 细胞表型，但 Ki67 通常较高，虽然在我们的研究中，确实有个别患者 Ki67 较高[4]，但大于 40% 的时候，还是建议长期临床随访。⑤血管免疫母细胞 T 细胞淋巴瘤（angioimmunoblastic T cell lymphoma，AITL）。AITL 患者常有皮损，多为多发，伴有明显瘙痒；肿瘤细胞表达 CD4 和 PD-1、CD10 和 CXCL-13，但肿瘤细胞常为胞质透明的 T 细胞，且这些 T 细胞常围绕增生的高内皮静脉生长。

既往报道认为皮损数目、CD8 阳性细胞数目以及 Ki-67 指数与本病预后相关[6]。部分单发性皮损可以自行消退，也可以通过外科手术、局部放疗、局部注射糖皮质激素以及液氮冷冻等方法治疗。而对于多发性皮损，如本例，也可采用皮肤定向治疗，并不需要系统治疗，但临床密切的随访及观察是必不可少的。

参考文献

[1] Campo E, Swerdlow SH, Harris NL, et al. The 2008 WHO classification of lymphoid neoplasms and beyond: evolving concepts and practical applications. Blood, 2011, 117(19): 5019-5032.

[2] Swerdlow SH, Campo E, Pileri SA, et al. The 2016 revision of the World Health Organization classification of lymphoid neoplasms. Blood, 2016, 127(20): 2375-2390.

[3] Beltzung F, Ortonne N, Pelletier L, et al. Primary Cutaneous CD4+ Small/Medium T-Cell Lymphoproliferative Disorders: A Clinical, Pathologic, and Molecular Study of 60 Cases Presenting With a Single Lesion: A Multicenter Study of the French Cutaneous Lymphoma Study Group. Am J Surg Pathol, 2020, 44(7): 862-872.

[4] Shi HZ, Zhang J, Xiong JS, et al. Clinicopathological analysis of primary cutaneous CD4-positive small/medium pleomorphic T-cell lymphoproliferative disorder: a retrospective study of 22 patients. Int J Dermatol, 2021, 60(4): 497-502.

[5] Takei I, Kawai K, Nakajima M, et al. Primary cutaneous CD4+ small/medium T-cell lymphoproliferative disorder with high Ki-67 proliferation index. J Dermatol, 2021, 48(5): e212-214.

[6] Salah E. Primary cutaneous CD4+ small/medium pleomorphic T-cell lymphoproliferative disorder: Where do we stand? A systematic review. J Dtsch Dermatol Ges, 2019, 17(2): 123-136.

| 病例 23 |

陈浩

【临床病史】患者，男性，57 岁，躯干、四肢红斑、丘疹反复破溃 2 年。

【既往病史】30 年前有肠梗阻病史，行手术切除，病理不详。

【临床表现】

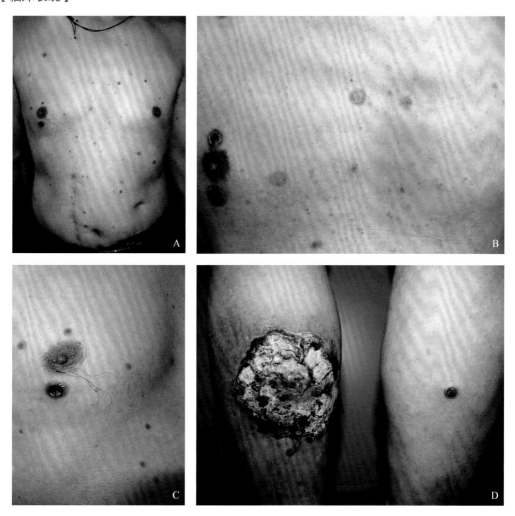

图 23.1 躯干多发甲盖大小红斑结痂，少许溃疡性丘疹（A、B 和 C），左小腿屈侧可见结痂性斑块（D）

【体格检查】未见浅表淋巴结肿大。

【实验室检查】常规检查阴性。

【组织学表现】

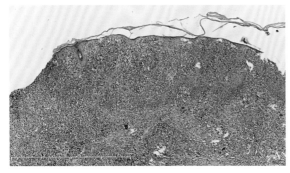
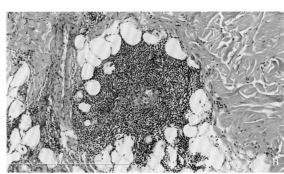
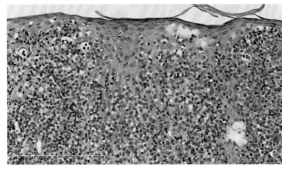

图 23.2　表皮破溃结痂，病变累及真皮浅层和浅表附属器（A，5×）；可见淋巴细胞累及皮下脂肪，围绕血管分布（B，10×）；淋巴样细胞移入表皮，局部形成微脓肿（C，20×）

> 　您的诊断？

【免疫组织化学】

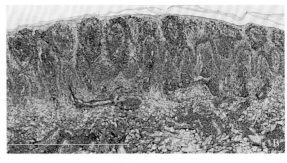
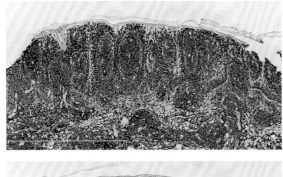
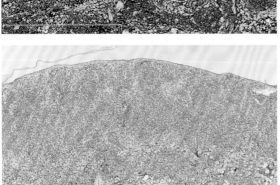
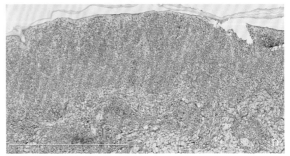

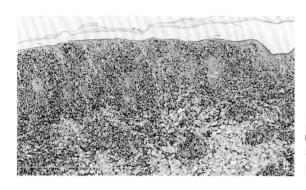

图 23.3 浅表淋巴细胞表达 CD3（A，5×）、CD8（B，5×）和 GrB；而不表达 CD20（C，5×）、CD4（D，5×）、CD30、CD56；Ki67 显示阳性细胞约 60%（E，5×）；EBER：阴性

【诊断】原发性皮肤侵袭性嗜表皮 CD8⁺ 细胞毒性 T 细胞淋巴瘤（primary cutaneous aggressive epidermotropic CD8+ cytotoxic T-cell lymphoma，CD8+ AECTCL）

【治疗和随访】诊断后给予患者多药化疗，皮损消退，半年后复发，再次化疗后患者死亡，具体原因不详。

【讨论】

原发性皮肤嗜表皮 CD8⁺ T 细胞淋巴瘤较为少见，1999 年 Berti 等首次报道 8 例[1]。在 2018 年 WHO-EORTC 皮肤淋巴瘤分类[2] 和 2017 年 WHO 淋巴造血组织肿瘤分类中，本病均被作为暂定病种类型单独介绍。

本病好发于成年人，男性稍多见，多表现为泛发的丘疹、结节和肿瘤，也可呈环状鳞屑性斑疹，或呈角化过度性的斑片和斑块，类似佩吉特样网状组织细胞增生症的改变，部分病例还可类似坏疽性脓皮病。

表皮常坏死，棘层肥厚或萎缩，伴有不同程度的水肿，有时形成表皮内水疱。肿瘤细胞嗜表皮是本病重要特点，多形性的肿瘤细胞在表皮呈佩吉特病样播散。真皮内肿瘤细胞苔藓状或弥漫性分布，病变可累及皮下脂肪，围绕单个脂肪形成脂肪花环状改变，病变也可累及血管和附属器。

肿瘤细胞表达 βF1、CD3、CD8、GrB、穿孔素、TIA-1，而不表达 CD4；不同程度表达 CD2、CD5、CD30 和 CD56；EBER 阴性[3]。

本病需要与一组表达 CD8 的 T 细胞淋巴瘤鉴别，例如佩吉特样网状组织细胞增生症、CD8⁺ MF、D 型的 LyP、皮下脂膜炎样 T 细胞淋巴瘤和 γ/δ T 细胞淋巴瘤，临床结合病理对诊断及鉴别诊断非常关键。本例皮损大多为小的斑疹和丘疹，需要与 LyP 相鉴别，不同之处在于，本例尚可见斑片和斑块性皮损，且组织学不表达 CD30；与佩吉特样网状组织细胞增生症和 CD8⁺ MF 不同之处在于，本病起病较急，疾病进展较快，皮疹一般多发，起病即表现为斑块和肿块，且易破溃，预后较差。本病可累及皮下脂肪呈脂肪花环状改变，需要与皮下脂膜炎样 T 细胞淋巴瘤鉴别，临床的多形性和组织学有嗜表皮改变有助于诊断；本病与 γ/δ T 细胞淋巴瘤较难鉴别，两者起病均较急，进展较快；组织学均可呈现表皮、皮下脂肪、血管和附属器受累改变、同时均可表达细胞毒蛋白；与本病不同，γ/δ T 细胞淋巴瘤通常 CD4 和 CD8 双阴性，βF1 阴性而 TCR γ/δ 阳性。

本病预后差，常累及肺、睾丸和中枢神经系统。中位生存期 32 个月，5 年预期生存率为 0。目前尚无标准治疗方法，治疗以系统化疗为主，应尽快采用干细胞移植 [4]。

参考文献

[1] Berti E, Tomassini D, Vermeer H, et al. Primary cutaneous CD8 positive epidermotropic cytotoxic T cell lymphomas: a distinct clinicopathological entity with an aggressive clinical behaviour. Am J Pathol, 1999, 155(2): 483-492.

[2] Willemze R, Cerroni L, Kempf W, et al. The 2018 update of the WHO-EORTC classification for primary cutaneous lymphomas. Blood, 2018, 133(16): 1703-1714.

[3] Nofal A, Abdel-Mawla Y, Assaf M, et al. Primary cutaneous aggressive epidermotropic CD8+ T cell lymphoma: proposed diagnostic criteria and therapeutic evaluation. J Am Acad Dermatol, 2012, 67(4): 748-759.

[4] Cyrenne BM, Gibson JF, Subtil A, et al. Transplantation in the treatment of primary cutaneous aggressive epidermotropic cytotoxic CD8-positive T-cell lymphoma. Clin Lymphoma Myeloma Leuk, 2018, 18(1): e85-93.

| 病例 24 |

陈浩

【临床病史】患者，男性，50岁，面部红斑 6 个月伴破溃 1 个月。

【临床表现】

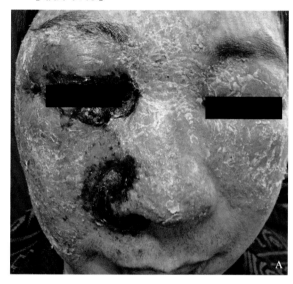
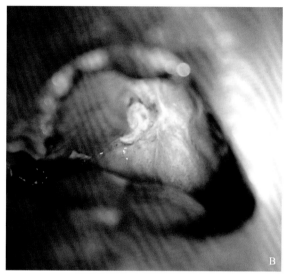

图 24.1　面部可见界限不清红斑，右眼及鼻部内侧可见破溃结黑痂（A），上腭有类似皮损（B）

【体格检查】未见浅表淋巴结肿大。

【组织学表现】

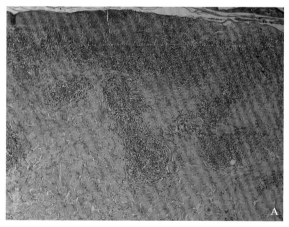
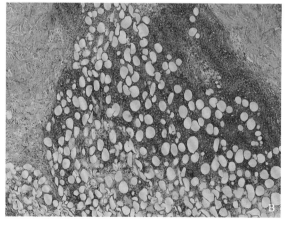

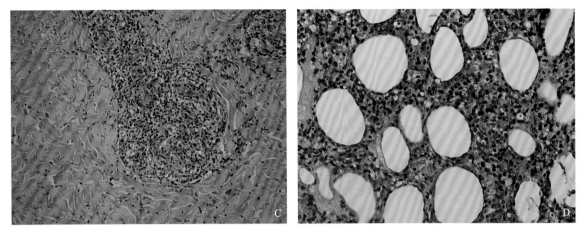

图 24.2　表皮破溃，病变主要累及真皮及皮下脂肪（A 和 B，4×），可见淋巴细胞围血管分布（C，10×），或围绕脂肪小叶呈不典型花环状改变（D，20×），可见核异型和核碎裂

> 👤 **您的诊断？**

【免疫组织化学】

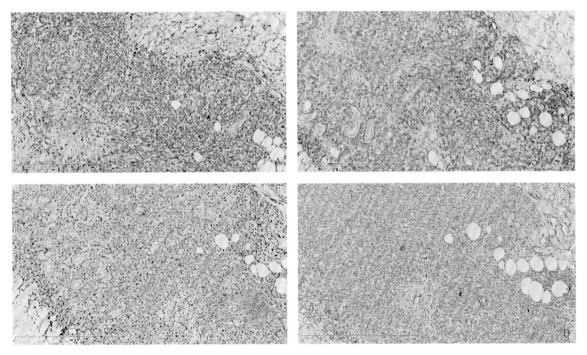

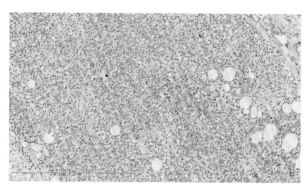
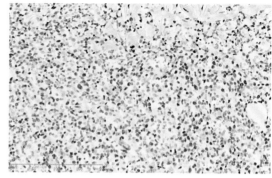

图 24.3 淋巴细胞表达 CD3（A，10×）、CD56（B，10×）、GrB（C，10×）和 TIA-1；而不表达 CD4、CD5（D，10×）、CD20（E，10×）、CD30；Ki67 阳性细胞约 80%；EBER：阳性（F，20×）

【实验室检查】血常规：WBC 3.5×10^9/L，其余（-）；肝肾功能正常；PET-CT 显示鼻腔内及面部有高代谢灶。

【诊断】结外 NK/T 细胞淋巴瘤（extranodal natural killer/T-cell lymphoma，ENKTL）

【治疗和随访】诊断后转至肿瘤医院，给予联合化疗及局部放疗后缓解，随访 2 年后失访。

【讨论】

NK/T 细胞淋巴瘤是一种与 EB 病毒相关的、以血管破坏和组织坏死为特征的结外非霍奇金淋巴瘤[1]。本病好发于亚洲人群。根据病变发生的部位，本病可以分为两类：累及上呼吸道的鼻型和发生在鼻外的类型。前者可以累及鼻腔、鼻咽、口腔等器官，类似本例，常表现为鼻塞或鼻出血，可扩展至邻近组织，造成面中线广泛毁损和溃疡形成；后者约占 20%～30%，病变可以原发于皮肤、消化道、骨、肺部、中枢神经和淋巴结等器官[2]。前者预后相对较好，后者较差。本病可伴有发热、不适、体重减轻等全身症状，部分可并发嗜血细胞综合征。

皮肤是除鼻腔外，本病最常累及的器官，病变可以原发于皮肤，也可以是继发性病变。皮损形态多样，但多表现为伴有溃疡和黑痂的红色或紫色斑块和肿瘤，可多发或单发，好发于躯干和四肢，但也可呈无特异性表现的斑块和丘疹改变（图 24.4）。

表皮常破溃，也偶可见表皮假上皮瘤样增生，30% 的病例有肿瘤细胞灶状嗜表皮现象。

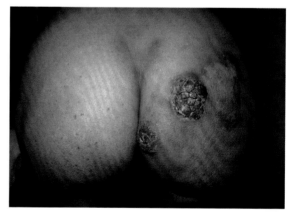

图 24.4 臀部可见多发角化性斑块伴陈旧萎缩性瘢痕

瘤细胞在真皮内常见呈血管中心性浸润和血管破坏现象（图 24.5），同时伴有广泛的细胞凋亡和带状分布的坏死及淋巴细胞核尘[3]，但也可呈弥漫性浸润而无血管破坏（图 24.6），可累及皮下脂肪层（图 24.7）。肿瘤细胞形态从小细胞、中等细胞至大细胞，甚至间变性大细胞形态均可见。多数病例以中等大小细胞为主，混有数量不等的小细胞和大细胞。肿瘤细胞胞核不规则，染色质呈细颗粒状，通常核仁不明显，胞质淡染至透亮，核分裂象易见。病变常伴较多的炎症细胞浸润，如小淋巴细胞、浆细胞和组织细胞，容易误诊为炎症。

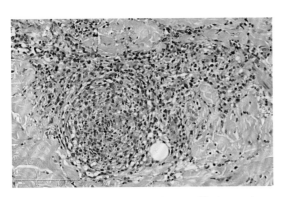

图 24.5　异型淋巴细胞侵犯血管（20×）

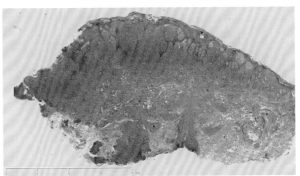

图 24.6　表皮不规则增生，真皮内可见淋巴细胞弥漫和结节状浸润（1.25×）

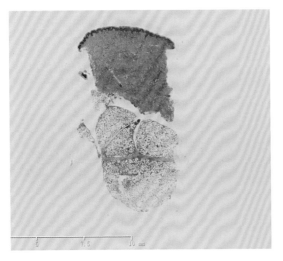

图 24.7　病变仅累及脂肪，类似脂膜炎（1.25×）

大部分肿瘤表达 NK 细胞标记，即 CD2、CD3ε（胞质型）、CD56 和细胞毒性颗粒相关蛋白（粒酶 B、穿孔素和 TIA-1）和 EBER；而 T 细胞标记包括 sCD3（膜型）、CD4、CD5、CD8、TCRαβ、TCRγδ 常为阴性，TCR 基因重排为胚系构型。10%～40% 的病例呈现细胞毒性 T 细胞表型，可以表达 CD5、CD8 和 TCR αβ 或 TCR γδ，存在 TCR 重排。

本病临床和组织学需要鉴别的疾病较多，皮损位于面部时，需要和韦格纳（Wegner）肉芽肿和鼻脑毛霉菌感染鉴别，因为三者组织学均存在血管受累及坏死的表现，皮损都可表现为浸润性红斑基础上的溃疡及黑痂。结合临床和相关实验室检查可明确诊断。当皮损位于四肢，表现为溃疡和结痂时，主要需要与血管炎鉴别，早期及多点取材有助于诊断。

本病显示典型血管中心性和破坏性改变时，诊断并不困难；但当呈弥漫浸润、嗜表皮和侵犯皮下脂肪的时候，则需要分别和其他 T 细胞淋巴瘤、MF 和 SPTCL 及 γ/δ T 细胞淋巴瘤相鉴别。虽然形态学有一定的鉴别作用，例如 MF 很少有明显的角化不全；NK/T 形成的脂肪花环通常不完整，而且脂肪细胞间常常被肿瘤细胞填充满，但这时，EBER 对鉴别诊断最重要，需要注意，对亚洲人来说，NK/T 是较为常见的皮肤淋巴瘤类型。

本病和慢性活动性 EBV 感染（chronic active EB virus infection，CAEBV）的组织学改变有重叠，需要结合临床的表现来综合判断。皮肤型 CAEBV 分为种痘水疱病样淋巴增殖性疾病（hydroa vacciniforme-like lymphoproliferative disorder，HV-LPD）和严重蚊虫叮咬过敏反应（severe mosquito bite allergy，SMBA），均常见于儿童，即使是成人起病的患者，通常也可以有比较典型的皮损。16% 的 CAEBV 可以发展为 EBV 阳性的淋巴瘤[4]。实际上，在 Ohshima 等提出的根据形态和克隆性对 CAEBV 进行的分类中[5]，A3 和 B 阶段的 CAEBV 和 EBV 阳性的淋巴瘤是无法通过组织学来鉴别的。

本病较难诊断的情况是皮损呈斑块时，由于皮损无破溃，而且肿瘤细胞数量较少，且异型通常不明显，很难与炎症性疾病鉴别，譬如，红斑狼疮。后者常表现为深浅血管周围炎，伴有浆细胞浸润，偶可见核碎裂，这些特点均可见于 NK/T 细胞淋巴瘤的斑块型皮损，非常容易误诊。所以只有密切结合临床、组织学及免疫组织化学才能明确诊断。

本病治疗多采用以左旋门冬酰胺酶为基础的联合化疗，对于局限性病变，还可联合放疗。

参考文献

[1] Chan JKC, Quintanilla-Martinez L, Ferry JA. Extranodal NK/T-cell lymphoma, nasal type. In: Swerdlow SH, Campo E, Harris NL, et al. editors. WHO Classification of Tumours of Haematopoietic and Lymphoid Tissues. Revised 4th ed. Lyon, Franc: IARC Press, 2017; 368-371.

[2] Au W, Weisenburger DD, Intragumtornchai T, et al. Clinical differences between nasal and extranasal natural killer/T-cell lymphoma: a study of 136 cases from the International Peripheral T-Cell Lymphoma Project. Blood, 2009, 113(17): 3931-3937.

[3] Harabuchi Y, Takahara M, Kishibe K, et al. Nasal natural killer (NK)/ T-cell lymphoma: clinical, histological, virological, and genetic features. Int J Clin Oncol, 2009, 14(3): 181-190.

[4] Quintanilla-Martinez L, Ko YH, Kimura H, et al. EBV-positive T-cell and NK-cell lymphoproliferative diseases of childhood. In: Swerdlow SH, Campo E, Harris NL, et al., editors. WHO Classification of Tumours of Haematopoietic and Lymphoid Tissues. Revised 4th ed. Lyon: IARC Press, 2017; 355-63.

[5] Ohshima K, Kimura H, Yoshino T, et al. Proposed categorization of pathological states of EBV-associated T/natural killer-cell lymphoproliferative disorder (LPD) in children and young adults: overlap with chronic active EBV infection and infantile fulminant EBV T-LPD. Pathol Int, 2008, 58(4): 209-217.

│ **病例 25** │

陈浩

【临床病史】患者，男性，51 岁，躯干、四肢反复皮下结节 1 年，破溃 2 个月，皮损无明显自觉症状，会自行愈合。

【临床表现】

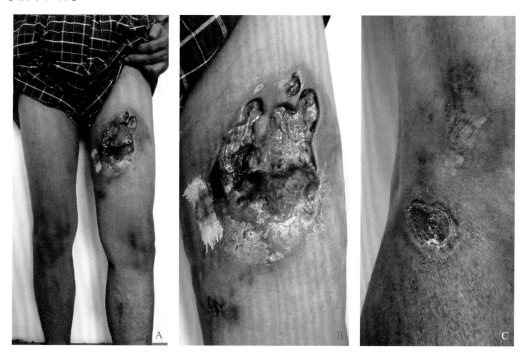

图 25.1　左侧大腿可见大片状界限不清浸润性红斑和溃疡，部分结痂（A 和 B）；右膝盖外侧可见陈旧性皮损和瘢痕（C）

【体格检查】未见浅表淋巴结肿大。

【实验室检查】WBC 3.9×10^9；尿常规：Pro（+）；自身抗体：ANA1∶16，dsDNA、ENA（−）。

【组织学表现】

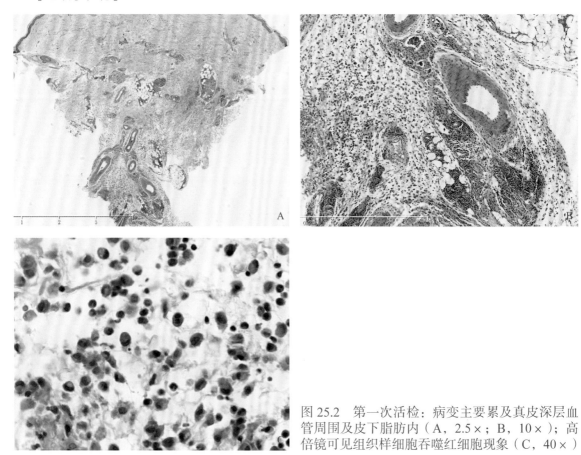

图 25.2　第一次活检：病变主要累及真皮深层血管周围及皮下脂肪内（A，2.5×；B，10×）；高倍镜可见组织样细胞吞噬红细胞现象（C，40×）

图 25.3　第二次活检：病变主要累及皮下脂肪呈现小叶性脂膜炎改变（A，2.5×），部分细胞围绕脂肪细胞排列成花环状，细胞中等偏小，异型不明显（B，10×）

您的诊断？

【免疫组织化学】

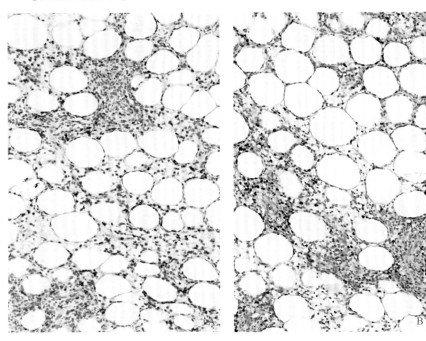

图 25.4　淋巴细胞表达 CD3、CD56、TIA-1 和 GrB；部分表达 CD4 和 CD8（A，10×）；而不表达 CD5、CD20、CD30；EBER 阳性（B，10×）

【影像学检查】 头颅 CT 未见异常；胸腹部 CT 见左侧腹股沟多个淋巴结肿大。

【诊断】 皮肤 NK/T 细胞淋巴瘤（cutaneous natural killer/T cell lymphoma，NKTL）

【治疗和随访】 明确诊断后，患者转至肿瘤医院进行治疗，病情未控制，3 个月后去世。

【讨论】

结外 NK/T 细胞淋巴瘤相对少见，根据发病部位，本病分为鼻型和鼻外型，后者可以原发于消化道、皮肤等部位。其中皮肤的 NKTL 又可以分为原发性皮肤 NKTL 和皮损继发于其他部位病变的继发性皮肤 NKTL。

本病虽然相对少见，但亚洲人群发病率较欧洲明显增高。在我们一项对 2 个国内皮肤病理中心，共 806 例原发性皮肤淋巴瘤的观察中发现[1]，NKTL 占总数的 5.4%，仅次于 MF 和 LyP，甚至比原发性皮肤间变性大细胞淋巴瘤的占比（3.2%）都要高，说明其在我国皮肤淋巴瘤中并不算少见。

可能由于部分患者由慢性活动性 EB 病毒感染发展而来，部分皮肤 NKTL 患者病程较长，且起病较为隐蔽，皮损形态多样，非常容易误诊，但本病由于具有侵犯血管特征，大多数皮损都存在破溃和黑色结痂。而常见伴有黑痂皮损的疾病为血管炎、毛霉菌感染、坏疽性脓皮病、NK/T 细胞淋巴瘤、恶性梅毒等，均与血管或表皮受累相关，可结合临床及相关实验室检查——除外。

本例第一次活检显示为深部真皮血管周围炎及脂膜炎，似乎没有特异之处，但病变较深在、围绕血管、高倍镜下可见组织细胞吞噬红细胞的现象，对于成人患者来说，这通常提示恶性肿瘤、自身免疫性疾病及严重感染，结合临床表现可除外严重感染。而第二次活检，则呈小叶性脂膜炎改变，高倍镜存在不典型的脂肪花环形成现象，需要考虑的疾病有皮下脂膜炎样 T 细胞淋巴瘤和深在性红斑狼疮，虽然患者 ANA 阳性、白细胞下降及尿蛋白阳性，但结合皮损表现，不难除外后者；本例的脂肪花环不够典型，皮损伴有溃疡也不符合 SPTCL。当然，完善的免疫组织化学和 EBV 原位杂交是鉴别的要点。

参考文献

[1] Shi HZ, Liu YX, Jiang YQ, et al. Clinical characteristics of primary cutaneous lymphoma: analysis from two centres in China. Br J Dermatol, 2019,181(6):1332-1333.

│ **病例 26** │

钟连生　薛燕宁　宋琳毅　陈浩

【临床病史】患者，女性，63 岁，躯干四肢多发红斑斑块 2 年伴发热 1 个月。患者 2 年前无明显诱因躯干出现红斑，皮损渐增多累及躯干四肢，近 1 个月伴有发热及明显乏力，体温最高 39.5℃。

【临床表现】

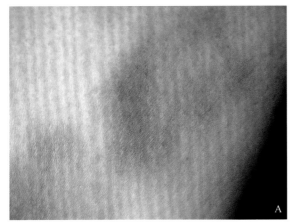
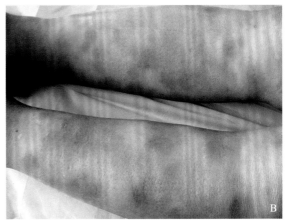

图 26.1　患者背部（A）和双下肢（B）多发、不规则的浸润性红斑块，表面皮肤正常

【体格检查】一般情况可，未见浅表淋巴结肿大。

【实验室检查】常规检查阴性，骨髓活检（－）；CT 及 MRI 未见淋巴结和颅内受累。

【组织学改变】

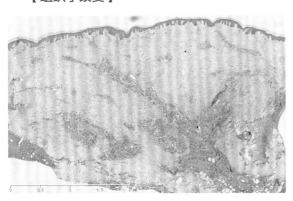
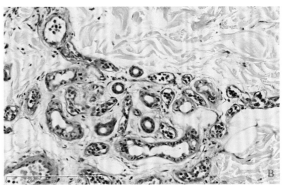

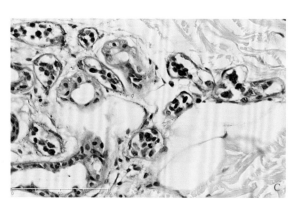
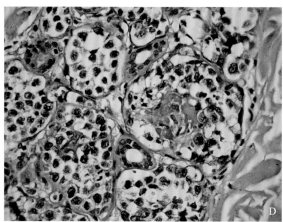

图 26.2　低倍镜显示病变模式为真皮及皮下脂肪浅层血管周围炎（A，2.5×），中倍镜及高倍镜显示毛细血管扩张（B，10×），管腔内可见中等至大的单一核细胞浸润（C，20×），细胞核大，异型明显，部分血管内可见血栓形成（D，40×）

> 🧑‍⚕️ **您的诊断?**

【免疫组织化学】

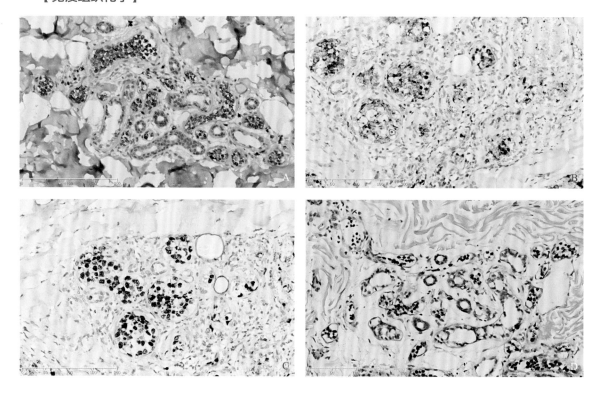

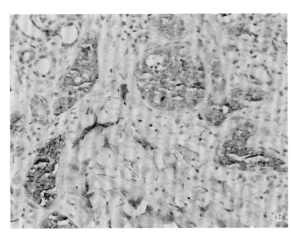 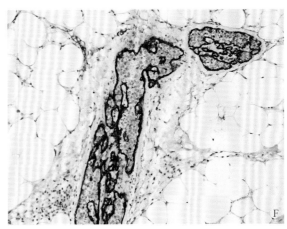

图 26.3　脉管内淋巴细胞表达 CD3（A，20×）、GrB（B，20×）、Ki67（C，20×）、EBER（D，20×）、CD56（E，40×）；而不表达 CD20 和 CD79a；肿瘤位于 CD34 阳性的脉管内（F，20×）

【诊断】皮肤血管内 NK/T 细胞淋巴瘤（intravascular NK/T cell lymphoma，IVNKTCL）

【治疗和随访】患者拒绝化疗，诊断后 24 个月仍存活，后失访。

【讨论】

1959 年 Pfleger 和 Tappeiner 首次报道了肿瘤细胞仅位于血管管腔内的"系统性增生性血管内皮瘤病"[1]，随后根据免疫组织化学和分子生物学的研究，证实肿瘤细胞为淋巴细胞，即血管内淋巴瘤（intravascular lymphoma，IVL）。IVL 较为少见，约 90% 的肿瘤是 B 细胞起源，只有 10%~15% 的病例是 T 细胞或 NK/T 细胞来源[1]。在 2008 年 WHO 淋巴造血细胞肿瘤分类中，将血管内淋巴瘤视为弥漫性大 B 细胞淋巴瘤的一种特殊亚型，仅提及少数病例的肿瘤细胞免疫表型符合 T 细胞或 NK/T 细胞来源。

IVL 最常受累的器官是皮肤和中枢神经系统。Ferreri[2] 等分析 38 例 IVL 患者的临床病理学特征（仅有 1 例是 T 细胞表型），其中 39% 患者以皮肤表现为主，55% 的患者伴有 B 症状（发热、盗汗和体重减轻等）。Roglin[3] 等回顾分析了文献报道的 224 例 IVL 患者，约 40% 的病例有皮损，最常见的类型为结节和（或）斑块，20% 的患者表现为毛细血管扩张。但是 B 细胞和 T 细胞表型的病例皮损形态无明显区别，唯一的差别是 4 例 T 细胞表型的患者病变均累及头面部皮肤。

不同免疫表型的 IVL 组织学改变类似，即肿瘤细胞仅位于扩张的管腔内，只能通过免疫组织化学来明确其免疫表型，IVNKTCL 和结外鼻型 NK/T 细胞淋巴瘤具有相同的免疫表型，即细胞表达 CD56、CD3ε、细胞毒蛋白（TIA-1、GrB、perforin），原位杂交显示 EB 病毒阳性，而不表达 CD20、CD68 等 B 细胞、组织细胞标记。IVNKTCL 具有很高的增殖活性，Ki67 阳性率常达 90% 以上。

本病临床常表现为无症状或痛性的、非溃疡性斑块和结节，无特征性皮损，需要与多种炎性皮肤病鉴别，例如结节性红斑、脂膜炎、血管炎等疾病。由于肿瘤位于血管腔内，而且部分病例肿瘤细胞较少，常常容易造成组织学漏诊，这时临床改变和组织学病变的不匹配性，即患者有较重的临床症状（B 症状、外周血异常和 LDH 的明显增高），但组织学上病变很轻微，提示需要仔细观察组织学改变。当真皮全层及皮下脂肪间隔内淋巴细胞分布于扩张的脉管腔内，即提示需要排除本病，多次活检有利于提高诊断率。

由于肿瘤细胞位于脉管内，本病组织学首先需要与转移癌鉴别，CK 和 EMA 阴性可以除外转移癌；其次需要和其他血管内淋巴瘤相鉴别，血管内大 B 细胞淋巴瘤的细胞形态特点及免疫表型与弥漫性大 B 细胞淋巴瘤一致，即表达 CD20、Pax-5，而不表达 T 细胞和 NK 细胞抗原，不难与本病鉴别。本病和血管内间变性大细胞淋巴瘤不同的是后者肿瘤团块常常伴有坏死，受累管腔为淋巴管，表达 D2-40，而不表达 CD34 和 CD31，且常常没有明显的血栓形成，大部分肿瘤细胞表达 CD30 和 CD4，而不表达 CD56、细胞毒蛋白和 EBER。

本病治疗困难，预后差，目前国外文献报道 1 年生存率是 64.3%。目前本病的治疗，主要以 CHOP 方案及改良 CHOP 方案为主，但疗效并不能让人满意，也有进行干细胞移植治疗的报道[4]。

参考文献

[1] Pfleger L, Tappeiner J. On the recognition of systematized endotheliomatosis of the cutaneous blood vessels (reticuloendotheliosis)? Hautarzt, 1959, 10: 359-363.

[2] Ferreri AJM, Campo E, Seymour JF, et al. Intravascular lymphoma: clinical presentation, natural history, management and prognostic factors in a series of 38 cases with special emphasis on the "cutaneous variant". Br J Haematol, 2004, 127(2): 173-183.

[3] Roglin J, Boer A. Skin manifestations of intravascular lymphoma mimic inflammatory diseases of the skin. Br J Dermatol, 2007, 157 (1): 16-25.

[4] Liao JB, Hsieh PP, Hwang YC, et al. Cutaneous Intravascular Natural Killer-cell Lymphoma: A Rare Case and Review of the Literature. Acta Derm Venereol, 2011, 91(4): 472-473.

| 病例 27 |

潘永正　董正邦　陈浩

【临床病史】患者，女性，16 岁，面部多发丘疹、丘疱疹，反复 7 年，伴鼻塞 3 个月。

【既往病史】患者 8 岁时面部出现多发丘疹、丘疱疹，无自觉症状，消退后留萎缩性瘢痕。曾在本院做病理检查，表现为血管周围炎。皮损反复，春天加重。近年来皮损数量减少，渐累及双前臂及腹部。近 3 个月有鼻塞，间有低热。

【临床表现】

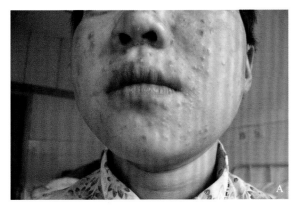
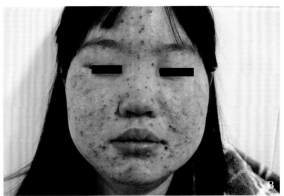
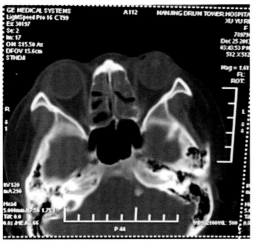

图 27.1　8 岁时面部多发红色丘疹、丘疱疹（A）；16 岁时面部轻度肿胀，散在新发丘疹，可见坏死结痂，大量萎缩性浅瘢痕（B）；鼻腔 CT 显示双侧鼻腔内有软组织填塞（C）

【体格检查】双颈部、腋下可触及多发肿大淋巴结。

【实验室检查】血常规：单核细胞 18%；肝肾功能：LDH 297 U/L；EBV-DNA 载量：2.07×10^6/ml；骨髓涂片和活检：（-）；PET-CT：鼻咽部结节状增生，SUV 8.0。

【组织学表现】

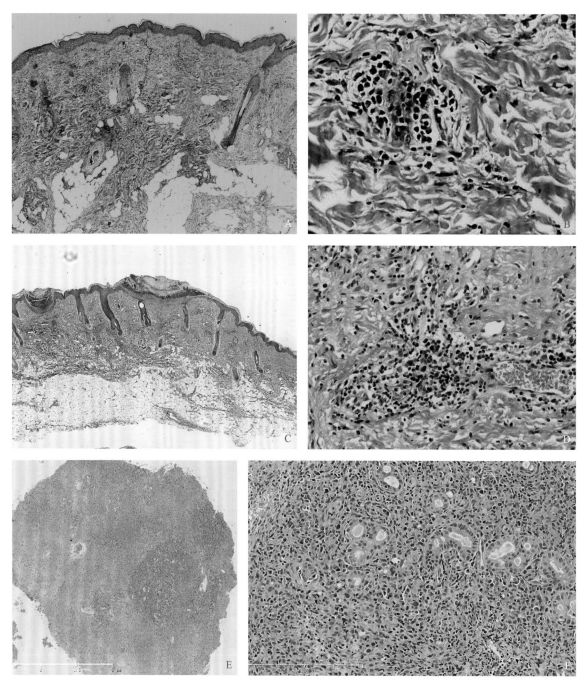

图 27.2　患者 6 岁皮损显示表皮完整，病变主要为浅表血管周围炎症，高倍镜显示血管周围少许淋巴细胞、嗜酸性粒细胞浸润，细胞未见明显异型（A，4×；B，20×）；患者 16 岁皮损显示表皮可见 2 个小的糜烂和溃疡，病变累及真皮及浅层脂肪，高倍镜显示血管周围淋巴样细胞浸润，部分细胞中等大小，轻度不规则（C，5×；D，20×）。鼻腔肿物镜下可见结节状增生，灶状坏死（E，5×），高倍镜显示淋巴样细胞中等大小，异型明显，可见核碎裂（F，20×）

> 🧑 您的诊断?

【皮肤免疫组织化学】

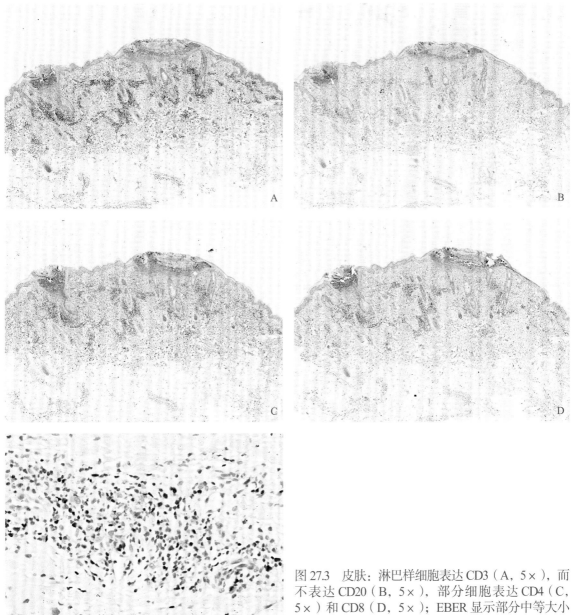

图 27.3　皮肤：淋巴样细胞表达 CD3（A，5×），而不表达 CD20（B，5×），部分细胞表达 CD4（C，5×）和 CD8（D，5×）；EBER 显示部分中等大小细胞阳性（E，20×）

【鼻腔免疫组织化学】

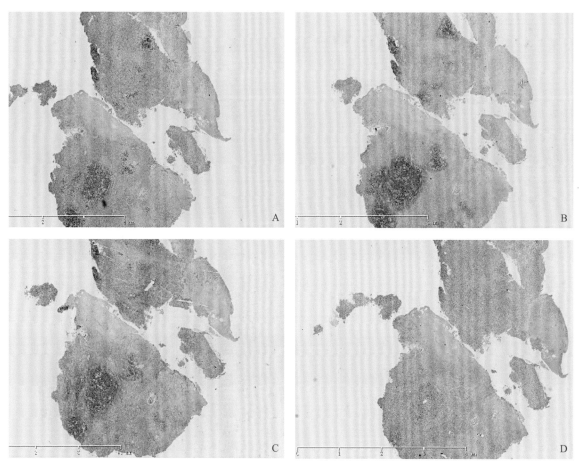

图 27.4　鼻腔：部分淋巴样细胞表达 CD3（A，5×）、CD4（B，5×）和 CD8（C，5×）；而不表达 CD20（D，5×）

　　患者皮肤和鼻腔免疫组织化学、EBER 和 TCR 结果汇总见表 27.1。

表 27.1　皮肤和鼻腔免疫组织化学、EBER 和 TCR 结果汇总

检查结果	皮肤	鼻腔
阳性免疫组织化学结果	CD3、CD5、TIA-1、GrB	CD3、CD5、TIA-1、GrB
部分阳性	CD4 > CD8	CD4 > CD8
阴性	CD20、CD30、CD56	CD20、CD30、CD56
EBER	阳性	阳性
TCR	δ 和 γ 基因存在单克隆重排	γ 基因存在单克隆重排

【诊断】种痘水疱病样淋巴增殖性疾病（hydroa vacciniforme-like lymphoproliferative disorders，HV-like LPD）进展为 EBV⁺T 细胞淋巴瘤（EBV positive T cell lymphoma）

【治疗和随访】患者拟化疗后自体干细胞移植，后化疗后感染去世，具体不详。

【讨论】

EB 病毒（EBV）是一种嗜淋巴细胞的 DNA 病毒，疱疹病毒属。急性感染时，宿主免疫力暂时低下，病毒增殖、溶解，可出现传染性单核细胞增多症症状；慢性或隐性感染时，部分患者的病毒长期潜伏后经过活化、转化可致淋巴瘤或淋巴增殖性疾病（LPD），后者为一组谱系疾病，病变可累及 B 细胞、T 细胞和 NK 细胞，引起淋巴细胞多克隆、寡克隆、单克隆性增殖。

2017 年的 WHO 分类中，儿童 EBV 相关 T 细胞和 NK 细胞淋巴组织增生性疾病主要包括 2 组病变：慢性活动性 EBV 感染（chronic active EBV infection，CAEBV）和儿童系统性 EBV⁺T 细胞淋巴瘤[1]。前者是指原发 EBV 感染后，病程持续大于 3 个月，持续存在高滴度的 EBV 载量和全身症状，病程迁延，组织学上呈谱系改变，浸润细胞可无克隆、寡克隆或克隆性增生，且有发展为系统 EBV⁺T 或 NK/T 细胞淋巴瘤的可能；根据受累程度又可分为系统型和皮肤型，其中蚊虫叮咬过敏反应（hypersensitivity reactions to mosquito bites，HMB）和种痘水疱病样淋巴增殖性疾病（HV-like LPD）是 CAEBV 的皮肤表现。

对于 HV-like LPD 和 HMB 是不同疾病还是同一种疾病不同表现，尚无统一看法。它们有相似之处也有各自的一些特征，两者常发生于儿童和年轻人，多见于 EBV 流行地区，例如南美洲、中美洲以及亚洲。HV-like LPD 多表现为曝光部位多发丘疹、水疱、结痂，最终变成痘疮样瘢痕；面部水肿和蚊虫叮咬过敏反应很常见，随疾病进展，也可与本例一样，皮损可出现在非曝光部位并可伴有系统症状。HMB 通常表现为蚊虫叮咬的部位出现比一般虫咬皮炎明显的肿胀性红斑，消退时间较长，可伴有溃疡形成，也可存在系统症状。

两者组织学改变类似，表皮常水肿，可形成表皮内或表皮下水疱，也可破溃结痂，通常表现为数量不等的、大小不等的非典型淋巴细胞在真皮血管周围浸润，常伴有不等量嗜酸性粒细胞浸润，皮下组织受累和血管中心性浸润常见。病程早期表皮和真皮内浸润都不明显，且细胞异型也不显著，如本例，极其容易漏诊。

免疫表型上，大多数 HV-like LPD 呈 CD8⁺T 细胞表型，也可为 CD4⁺T 细胞表型，而 HMB 更多为 NK 细胞表型。一般来说，HMB 患者预后较好。

HV-like LPD 是谱系疾病，如本例，其临床、组织学都呈谱系改变，随病情进展可呈现肿瘤性改变，组织学与结外 NK/TCL，鼻型表现相同，鉴别主要是根据临床病史来进行的。NK/TCL 患者多见于成年人，常常有鼻咽部病变，累及皮肤时，皮损一般较大，多为结节和肿瘤性病变，而且不像本病，临床表现包括皮损呈慢性活动性。

Kimura 等[2] 研究发现，EBV+T/NK LPD 预后与 EB 病毒感染的细胞类型相关，大多数 HV-like LPD 患者感染细胞为 γ/δ T 细胞，而大多数严重蚊虫叮咬过敏反应患者感染细胞为 NK 细胞，大部分严重蚊虫叮咬过敏反应患者的远期预后较 HV-like LPD 好。发病年龄大于 8 岁和肝功能不全可能是本组疾病的高危因素，此外，外周血干扰素 α 水平、外周血病毒 DNA 载量、血小板计数水平以及疾病分期等都与预后相关。部分 HV-like LPD 患者至青春期时皮损活动性减轻，但也许并不意味着疾病不再进展和无系统受累，所以长期随访是必需的。本病目前缺乏有效的治疗方案，文献中采用的治疗包括抗病毒、免疫调节、糖皮质激素、化疗、EBV 特异性细胞毒性 T 淋巴细胞（CTL）、骨髓移植、母体淋巴细胞输入等，疗效均欠佳。也有研究显示，硼替佐米（万珂）和丙戊酸可通过促进肿瘤细胞凋亡起到治疗作用[3]。早期进行移植可能会获得更好的预后[2]。

参考文献

[1] Swerdlow SH, Campo E, Harris NL, et al. (Eds.): WHO Classification of Tumours of Haematopoietic and Lymphoid Tissues. revised 4th ed. Lyon: IARC Press, 2017.

[2] Kimura H, Ito Y, Kawabe S, et al. EBV-associated T/NK-cell lymphoproliferative diseases in nonimmunocompromised hosts: prospective analysis of 108 cases. Blood, 2012, 119(3): 673-686.

[3] Fujiwara S, Kimura H, Imadome K, et al. Current research on chronic active Epstein-Barr virus infection in Japan. Pediatr Int, 2014, 56(2): 159-166.

| 病例 28 |

徐聪聪　顾宁琰　陈浩

【临床病史】患者，男性，27 岁，眼睑、躯干、四肢红斑伴四肢乏力半年。患者半年前无明显诱因眼睑、躯干、四肢出现红斑、紫癜样皮疹，四肢近端乏力及酸痛，步行、爬楼等活动未受影响。无系统症状。

【临床表现】

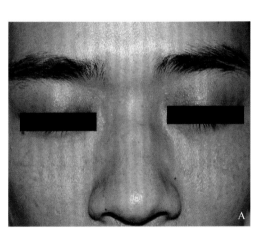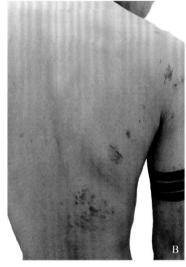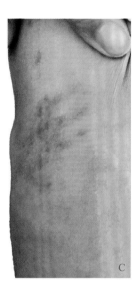

图 28.1　双侧眼睑（A）、背部（B）、上肢（C）可见红斑、紫癜样皮疹

【体格检查】四肢肌力、肌张力无异常，浅表淋巴结未扪及。

【实验室检查】血常规：单核细胞 0.7×10^9/L，比例为 16.5%，余正常。

肝肾功能及肌酶：肌酸激酶 2 888 U/L，CK-MB 151 U/L，乳酸脱氢酶 898 U/L，丙氨酸氨基转移酶 163 U/L，天门冬氨酸氨基转移酶 158 U/L，余正常。

自身抗体系列：阴性。

外周血 EB 病毒载量：2.79×10^5 IU/ml。

肌电图：未见神经源性及肌源性损害。

【皮肤和肌肉组织学改变】

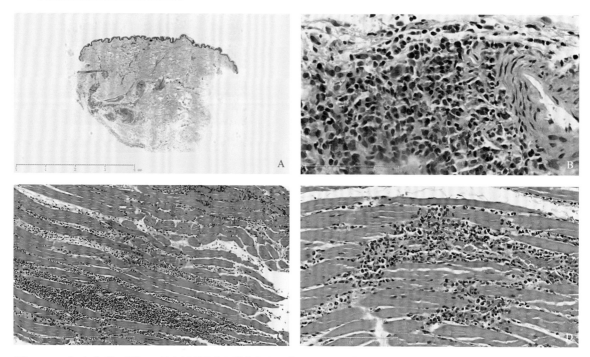

图 28.2　表皮大致正常，真皮浅深层血管周围以淋巴细胞、浆细胞为主的炎细胞浸润（A，1.25×），可见散在大细胞，轻度不规则（B，40×）。肌肉活检见肌纤维水肿和变性不明显（C，10×），其间以淋巴细胞、浆细胞为主的炎细胞浸润（D，20×）

> 👨‍⚕️ 您的诊断？

【免疫组织化学】

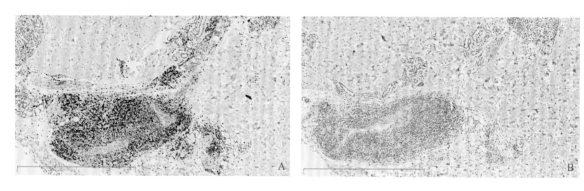

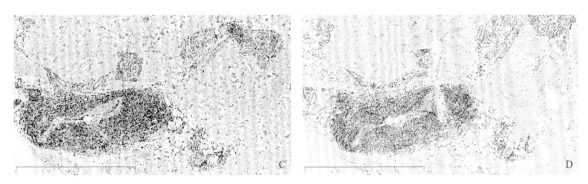

图 28.3　皮肤：淋巴样细胞表达 CD3（A，10×）、CD5、CD8、CD56、TIA-1 和 GrB；而不表达 CD4、CD30 和 CD20（B，10×）；Ki67：阳性细胞约为 40%（C，10×）；EBER 阳性（D，10×）

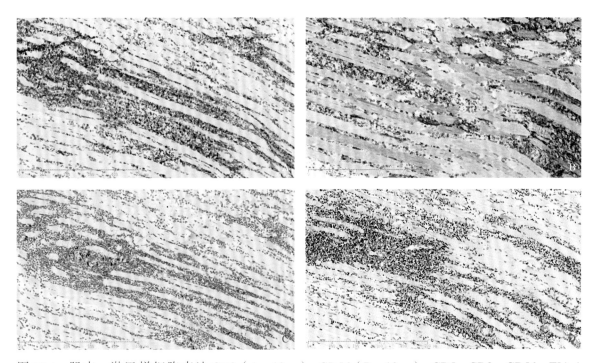

图 28.4　肌肉：淋巴样细胞表达 CD3（A，10×）、CD56（B，10×）、CD5、CD8、CD56、TIA-1 和 GrB；CD4 和 CD20 阴性（C，10×）；EBER 阳性（D，10×）

【诊断】EBV 阳性 T/NK 淋巴细胞增殖性疾病（Epstein-Barr virus positive T and NK cell lymphoproliferative disorder，EBV+LPD，T/NK type）（Ⅰ～Ⅱ级）

【治疗和随访】短期糖皮质激素治疗后，皮损消退，肌酶基本正常；目前正在完善系统检查，皮肤科及血液科随诊。

【讨论】

EBV 阳性淋巴细胞增殖性疾病（EBV⁺LPD）具有谱系表现，可分为 EBV⁺B-LPD 和 EBV⁺T/NK-

LPD[1]。EBV⁺B-LPD 包括淋巴瘤样肉芽肿、EBV⁺ 免疫缺陷相关 LPD、慢性活动性 EB 病毒感染 -B 细胞型、老年性 EBV⁺LPD 等。而 EBV⁺T/NK-LPD 包括系统型和皮肤型，后者包括种痘水疱病样淋巴增殖性疾病（hydroa vacciniforme-like lymphoproliferative disorder，HV-LPD）和严重蚊虫叮咬过敏反应（severe mosquito bite allergy，SMBA）[2]。

　　HV-LPD 和 SMBA 均常见于儿童，即使是成人起病的患者，通常也可以有比较典型的皮损。前者表现为多发丘疹、丘疱疹，愈合后存在萎缩性瘢痕，好发于面部曝光部位；后者多见于四肢，为蚊虫叮咬后经久不愈，多表现为局部肿胀，破溃。但临床也存在皮损表现不同于 HV-LPD 和 SMBA 的患者，例如本例，张燕林等 [3] 认为其是不能归类的皮肤 EBV⁺T/NK-LPD，临床表现为溃疡、结节、红斑等，常常伴有系统受累表现，预后较差。

　　本例患者有双上睑的红斑伴肌肉症状和肌酶的升高，临床需要考虑皮肌炎。虽然皮肌炎是一种副肿瘤的皮肤病，常伴肿瘤的发生。但本例的皮损并不典型，虽然有肌酶升高，但无肌力和肌张力的下降，皮损及肌肉的组织学改变也不符合，可以除外。

　　由于这类患者临床表现更为多样化，组织学改变很轻微，也容易被忽视，提示做免疫组织化学和 EBER 的线索在于组织学上淋巴样细胞围深部血管浸润，当然，密切的临床及组织学联系必不可少。这类患者预后可能较 HV-LPD 和 SMBA 更差，值得重视。

参考文献

[1] Montes-Mojarro IA, Kim WY, Fend F, et al. Epstein - Barr virus positive T and NK-cell lymphoproliferations: Morphological features and differential diagnosis. Semin Diagn Pathol, 2020, 37(1): 32-46.

[2] 周小鸽，张燕林，谢建兰，等. 对 EB 病毒相关淋巴组织增殖性疾病的理解和认识. 中华病理学杂志，2016，12（45）：817-821.

[3] 张燕林，韦萍，谢建兰，等. 皮肤 T/NK 细胞 EB 病毒感染淋巴组织增殖性疾病及 NK/T 细胞淋巴瘤. 临床与实验病理学杂志，2018，34（10）：65-68.

病例 29

张莹　任军　陈浩

【临床病史】患者，男性，61 岁，躯干、四肢多发暗红色结节、斑块 5 年。无自觉症状，无淋巴结肿大及系统症状。

【临床表现】

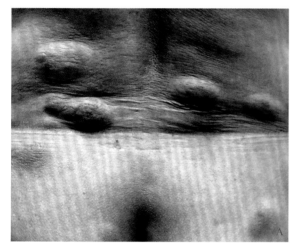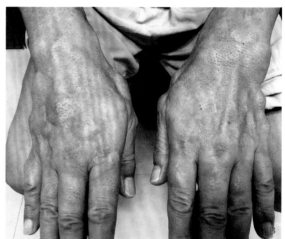

图 29.1　躯干、四肢多发暗红色肿块（A），局部皮损有消退现象（B）

【组织学表现】

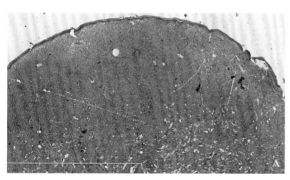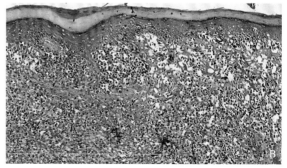

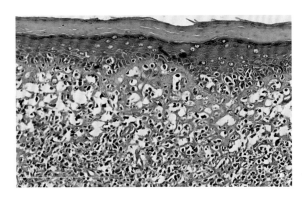

图 29.2 真皮内弥漫性淋巴样细胞浸润（A，1.25×）；可见肿瘤细胞嗜表皮现象（B，10×；C，20×）

> 👨‍⚕️ 您的诊断?

【免疫组织化学】

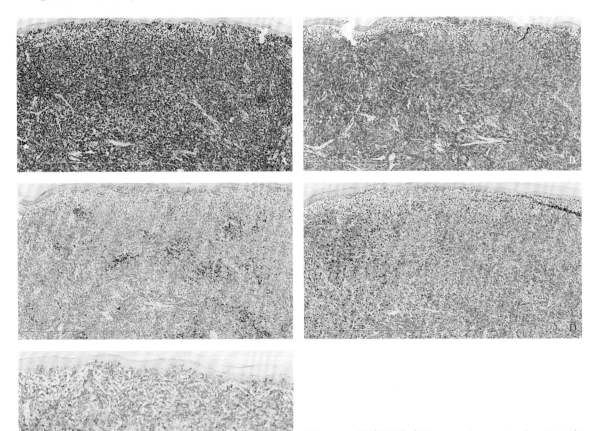

图 29.3 肿瘤细胞表达 CD3（A，10×）、CD5 和 CD4（B，10×），而不表达 CD20（C，10×）、CD8（D，10×）、CD30、CD56 和 GrB；肿瘤表达 CD25（E，20×）

【实验室检查】淋巴细胞计数 2.65×10^9/L，外周血异型淋巴细胞比率 1%，ELISA 检测显示血清抗 HTLV-1 抗体阳性，聚合酶链反应检测显示外周血 HTLV-1 前病毒 DNA 阳性（图 29.4）。

【诊断】成人 T 细胞白血病 / 淋巴瘤，闷燃型（adult T cell leukemia/lymphoma，ATLL，smouldering type）

【治疗与随访】5 年来患者曾间断接受干扰素 α-2b 皮下注射、阿维 A 口服、NB-UVB 照射、皮损局部外用氮芥及激素等治疗，部分皮损可消退，遗留色素沉着，但仍反复有新发皮损出现。我们随访 8 个月时，患者双侧颈部、腋下、腹股沟出现多发肿大淋巴结（图 29.5）。复查血常规显示淋巴细胞绝对计数为 8.19×10^9/L。诊断考虑成人 T 细胞白血病 / 淋巴瘤，急性型（adult T cell leukemia/lymphoma，ATLL，acute type），半年后去世，具体治疗不详。

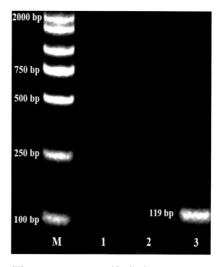

图 29.4　HTLV-1 前病毒 DNA PCR 图。M：Marker；1 ~ 3 分别对应健康对照、MF 患者及该患者外周血单个核细胞，条带 3 显示 119 bp 的 DNA 片段扩增阳性

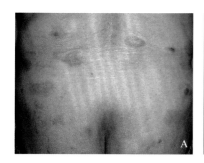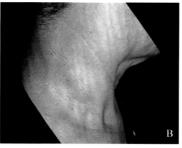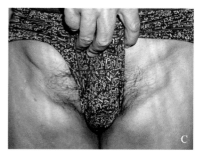

图 29.5　皮损明显消退，遗留色素沉着（A）；颈部（B）及腹股沟（C）淋巴结明显肿大

【讨论】

　　ATLL 是一种与人类嗜 T 细胞病毒 1 型（human T-lymphotropic virus，type 1，HTLV-1）感染相关的外周 T 淋巴细胞肿瘤[1]。主要见于 HTLV-1 流行地区，我国福建省亦有散发病例报道。临床可分为急性型、淋巴瘤型、慢性型及闷燃型。患者常有多发淋巴结肿大、肝脾肿大及白血病表现，病程呈侵袭性。皮肤损害可见于半数以上各亚型，也可为 ATLL 患者首发体征或唯一临床表现，有研究认为皮损是 ATLL 独立危险预后因素，其中闷燃型皮损最常见，表现为斑片、斑块、多发丘疹、结节肿块、红皮病和紫癜等[2]。本病皮损形态和蕈样肉芽肿类似。本例病程长达 5 年，难以和 MF 鉴别，

两者不同之处在于，皮损演化过程可能不一致，MF 出现肿瘤期皮损的同时，同时还存在斑片期和斑块期皮损，且肿瘤期皮损常常破溃，而本例均为肿瘤皮损，或肿瘤皮损消退后的斑块。

ATLL 组织病理显示肿瘤细胞呈多形性，可见特征性的"花瓣样细胞"，部分病变可见嗜表皮现象。肿瘤细胞表达 T 细胞相关抗原（CD2，CD3，CD5），但一般不表达 CD7，多数病例 CD4$^+$CD8$^-$，偶有 CD4$^-$CD8$^+$ 或 CD4$^+$CD8$^+$ 表型，大细胞可表达 CD30，但 ALK 阴性。与 MF 不同的是，CD25 几乎在所有病例中均阳性。而在 MF 中，通常为灶状表达。

ATLL 临床和组织学易误诊为 MF，当患者为福建或广东等地、病程相对较短或呈侵袭性，皮损形态相对单一时，建议完善 CD25 染色、HTLV- 1 抗体及其前病毒 DNA 检查，以除外 ATLL。ATLL 的治疗及预后与临床亚型有关，皮损的治疗可选择局部外用糖皮质激素、氮芥或局部紫外线照射、电子束照射、浅层 X 线照射等 [3]。对于急性患者，可采用抗病毒治疗、联合化疗、靶向治疗，例如抗 CCR4 单抗及造血干细胞移植 [4]。

参考文献

[1] Swerdlow SH, Campo E, Pileri SA, et al. The 2016 revision of the World Health Organization classification of lymphoid neoplasms. Blood, 2016, 127(20): 2375-2390.

[2] Sawada Y, Hino R, Hama K, et al. Type of skin eruptions is an independent prognostic indicator for adult T-cell leukemia/lymphoma. Blood, 2011, 117(15): 3961-3967.

[3] Wilcox RA. Cutaneous T-cell lymphoma: 2017 update on diagnosis, risk-stratification, and management. Am J Hematol, 2017, 92(10): 1085-1102.

[4] Hermine O, Ramos JC, Tobinai K. A Review of New Findings in Adult T-cell Leukemia-Lymphoma: A Focus on Current and Emerging Treatment Strategies. Adv Ther, 2018, 35(2): 135-152.

第四篇

皮肤 B 细胞
淋巴瘤

病例 30

陈浩　周小鸽

【临床病史】患者，男性，65 岁。左侧鼻唇沟皮肤肿物 6 个月，增大 2 个月，皮损无自觉症状，近 2 个月增大来诊。

【临床表现】

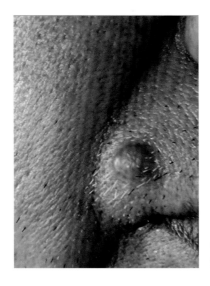

图 30.1　左侧上唇部可见外生性红色结节，边缘清楚，表面无破溃

【体格检查】未见浅表淋巴结肿大。

【实验室检查】常规实验室检查阴性。

【组织学表现】

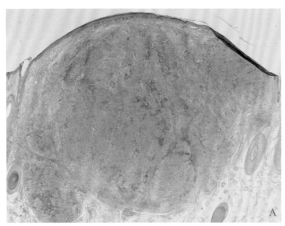

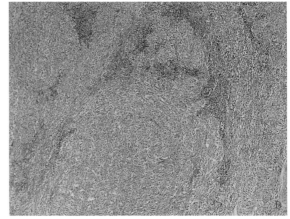

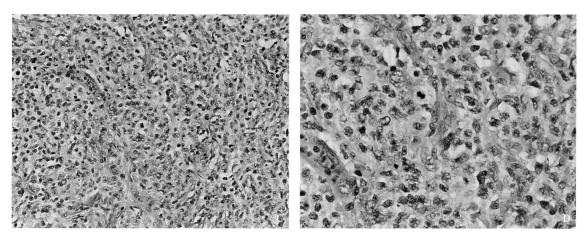

图30.2　病变外生性，真皮内可见多个融合的淡染的结节性病变，与表皮形成无浸润带（A，4×）；淡染的结节周围被深染的小淋巴样细胞围绕（B，10×），高倍镜显示淡染的细胞由中等大小的中心细胞构成，可见散在中心母细胞（C，20×；D，40×）

> 👨 **您的诊断?**

【免疫组织化学】

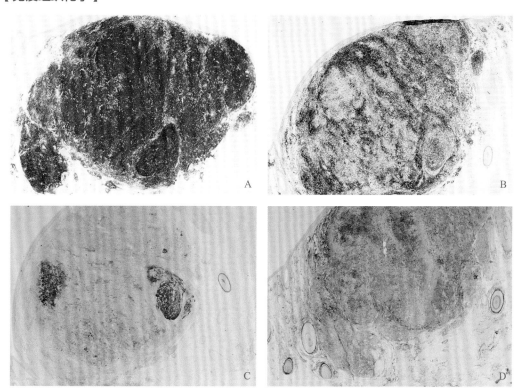

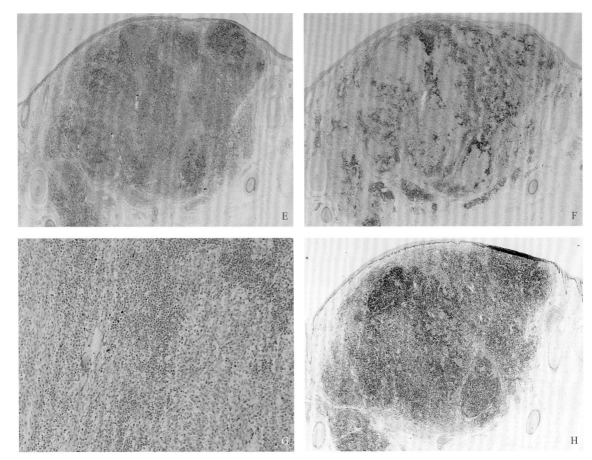

图 30.3　淋巴细胞结节强阳性表达 CD20（A，4×）；CD3 阳性的 T 细胞散布于结节内外（B，4×）；CD21 显示残留的滤泡树突网（C，4×）；结节内淋巴样细胞表达 CD10（D，4×）和 BCL-6（E，4×）；而不表达 Bcl-2（F，4×）和 MUM-1（mutated melanoma associated antigen 1）（G，10×）；Ki67 显示结节内淋巴细胞约 70% 阳性（H，4×）

【诊断】原发性皮肤滤泡中心淋巴瘤（primary cutaneous follicular center lymphoma，pcFCL）

【治疗和随访】完整切除后，未治疗，进入随访期。

【讨论】

　　原发于皮肤的淋巴瘤与淋巴结内淋巴瘤不同，T 细胞淋巴瘤较为常见，占其总数的 75%～80%，而原发性皮肤 B 细胞淋巴瘤（cutaneous B-cell lymphoma，CBCL）仅占 20%～25%[1]。在 2017 年版 WHO 淋巴造血组织疾病分类及 2018 年的皮肤淋巴瘤 WHO-EROTC 分类中，CBCL 包括原发性皮肤滤泡中心淋巴瘤（pcFCL）、原发性皮肤边缘区 B 细胞淋巴瘤、原发性皮肤弥漫大 B 细胞淋巴瘤，腿型、EBV+ 黏膜皮肤溃疡和血管内大 B 细胞淋巴瘤。

　　pcFCL 被认为是最常见的原发性皮肤 B 细胞淋巴瘤，多见于中老年人，无明显性别差异，皮损好发于头皮、前额、躯干，罕见于腿部，无自觉症状。表现为孤立或群集性的红色结节、斑块或肿瘤，周围绕以较小丘疹，表面光滑发亮，轻度浸润感，极少破溃。皮损常局限于一个解剖学区域，播散到皮肤外器官少见。除了发生在腿部的病变外[2]，本病预后良好。

pcFCL 在真皮内呈结节状和（或）弥漫性浸润，常侵犯皮下组织，表皮通常不受累，和病变之间存在无浸润带。根据浸润模式的模式，可以分为滤泡型、滤泡和弥漫混合型、弥漫型。如本例，滤泡浸润模式可见界限不清，大小不等的滤泡性结节，肿瘤性滤泡缺乏具有 tingible 小体的巨噬细胞，套区减少或缺如，滤泡间区为小淋巴细胞、组织细胞，偶有嗜酸性粒细胞和浆细胞。在混合型和弥漫型浸润模式中，病变由成片的细胞组成，细胞主要由大的中心细胞伴数量不等的中心母细胞和免疫母细胞混合浸润。通常存在许多反应性 T 细胞。值得注意的是，各种病理学模式的 pcFCL 预后并无差异，也不推荐根据中心母细胞数量对 pcFCL 进行分级。

肿瘤细胞表达生发中心 B 细胞标记 CD19、CD20、CD79a 和 Bcl-6，而 CD10 在滤泡型模式的肿瘤中阳性率较弥漫型模式的肿瘤高；约 30% 的 pcFCL 可以表达 Bcl-2[3]。通常不表达 MUM-1，Ki67 增殖指数常小于 50%。约 2/3 的病例有单克隆 IgH 基因重排。10%～30% 的 pcFCL 病例中存在 t（14；18）（q32；q21）或 Bcl-2 基因重排[3]。由于后者最常见于淋巴结内滤泡淋巴瘤，因此当检测到 Bcl-2 重排时，应首先排除淋巴结病变继发累及皮肤。

本病组织学上，主要应与以下疾病相鉴别：①皮肤滤泡为主的 B 细胞性淋巴组织增生。病变在真皮内常形成底朝表皮的倒三角分布，反应性淋巴滤泡界限清楚，套区完整，滤泡内可见有 tingible 小体的巨噬细胞；表达 CD10 较弱，且 Ki67 增殖指数较高。②原发性皮肤边缘区 B 细胞淋巴瘤。瘤细胞由不同比例的边缘区细胞、单核细胞样细胞、淋巴浆细胞样细胞和浆细胞组成，可见反应性滤泡；瘤细胞表达 CD20、CD79a 和 Bcl-2，不表达生发中心 B 细胞标记 CD10 和 Bcl-6。③原发性皮肤弥漫大 B 细胞淋巴瘤。需要和弥漫模式的 pcFCL 鉴别，前者瘤细胞以免疫母细胞和中心母细胞为主，来源于生发中心后 B 细胞，很少表达 CD10 和 Bcl-6，且强阳性表达 Bcl-2、MUM-1 和 IgM。④淋巴结内滤泡淋巴瘤累及皮肤。病变常多发，且表达 Bcl-2，由于 30% 的 pcFCL 也可表达 Bcl-2，所以需要结合病史和影像学检查来鉴别两者。

除了发生在腿部的病变外，pcFCL 的预后非常好，常在局部复发，通常采用局部放射治疗，单发性皮损可行手术切除再行后续局部放射治疗。也可选用系统或皮损内注射 α 干扰素、CD20 单抗。

参考文献

[1] Wilcox RA. Cutaneous B-cell lymphomas: 2016 update on diagnosis, risk-stratification, and management. Am J Hematol, 2016, 91(10): 1052-1055.

[2] Senff NJ, Hoefnagel JJ, Jansen PM, et al. Reclassification of 300 primary cutaneous B-Cell lymphomas according to the new WHO-EORTC classification for cutaneous lymphomas: com- parison with previous classifications and identification of prognostic markers. J Clin Oncol, 2007, 25(12): 1581-1587.

[3] Cerroni L, Volkenandt M, Rieger E, et al. bcl-2 protein expression and correlation with the interchromosomal 14;18 translocation in cutaneous lymphomas and pseudolymphomas. J Invest Dermatol, 1994, 102(2): 231-235.

病例 31

陈浩

【临床病史】患者，男性，30 岁，背部红斑结节 6 个月，无明显自觉症状。

【临床表现】

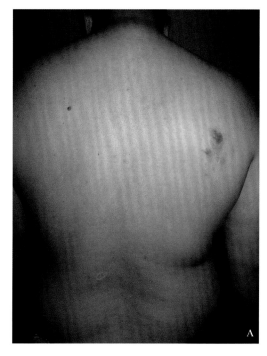

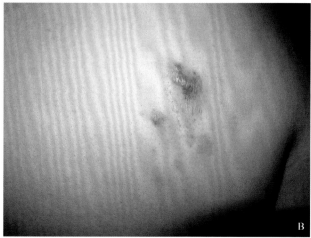

图 31.1　右侧肩胛处可见局限性红斑，结节，表面无破溃（A 和 B）

【体格检查】未见浅表淋巴结肿大。

【实验室检查】常规检查阴性。

【组织学表现】

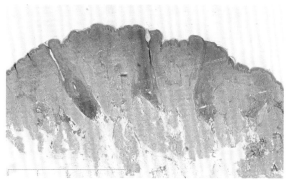

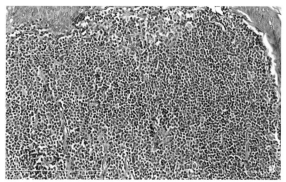

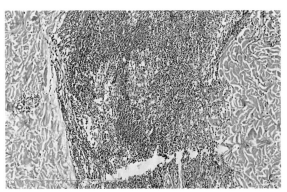
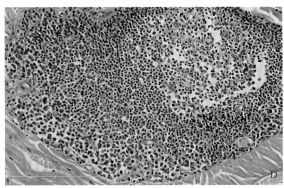

图 31.2　病变位于真皮浅中层，呈结节状（A，1.25×）；病变和表皮存在无浸润带，可见残留的滤泡结构和片状增生的、均匀一致的小淋巴样细胞（B，20×）；结节状病变中可见淋巴滤泡（C，10×）；淋巴滤泡周围套区不明显，可见边缘区细胞和淋巴浆样细胞和浆细胞（D，20×）

> 🧑 您的诊断?

【免疫组织化学】

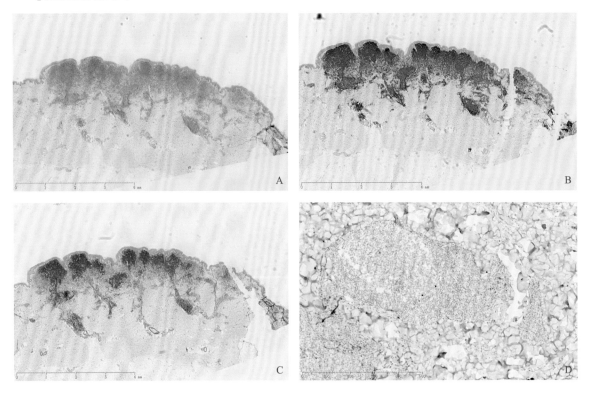

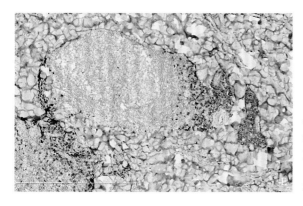

图 31.3　淋巴样细胞不表达 CD3（A，1.25×）、CD5、CD10 和 Bcl-6；而表达 CD20（B，1.25×）、CD79a、Bcl-2 和 CD43（C，1.25×）；结节周边浆细胞表达 CD138 和 CD38，Kappa 轻链阴性（D，10×），而 Lamda 轻链阳性（E，10×）；CD21 显示残留的滤泡树突网

【诊断】原发性皮肤边缘区 B 细胞淋巴瘤（primary cutaneous marginal zone B-cell lymphoma，pcMZL）

【治疗和随访】局部注射复方倍他米松（得宝松）后皮损消退，6 个月后复发再次注射有效。

【讨论】

原发性皮肤边缘区淋巴瘤是来源于生发中心后 B 细胞的低度恶性淋巴瘤，包括了既往报道的原发性皮肤免疫细胞瘤和原发性皮肤浆细胞瘤。2008 年和 2017 年 WHO 分类中[1-2]，原发性皮肤滤泡中心淋巴瘤（primary cutaneous follicle center lymphoma，pcFCL）和原发性皮肤弥漫大 B 细胞淋巴瘤，腿型（primary cutaneous large B-cell lymphoma，leg type；pcDLBCL，LT）被列为独立病种。而 pcMZL 则被列入结外黏膜相关淋巴组织边缘区淋巴瘤（extranodal marginal zone lymphomas of mucosa-associated lymphoid tissue，MALT lymphoma）的范畴内。

pcMZL 无论是临床、组织学和遗传学均与其他部位发生的 MALT 淋巴瘤有一定的差异。首先，皮肤并不是一个黏膜相关组织；其次，虽然有本病与博氏疏螺旋体感染相关、且治疗有效的报道，但本病和病原体的关系，并不像其他部位的 MALT 淋巴瘤那么密切；而且，胃和肺的 MALT 淋巴瘤常见的 t（11;18）（q21;q21）和 t（1;14）（p14;q32）易位在 pcMZL 中较罕见。

本病发病年龄跨度广，男性稍多见，患者一般没有症状，部分患者有自身免疫病病史，以干燥综合征常见。皮疹以单发或局限性皮损多见，少数患者皮损可累及多个解剖学部位。

组织学上，表皮通常不受累，病变表现为真皮内结节状或弥漫性浸润，可见无浸润带形成，结节内可见残留的反应性滤泡，其周有中等大小的肿瘤细胞浸润，多呈中心细胞样细胞（centrocyte-like cell）；也可呈单核样 B 细胞（monocytoid B cell）样。结节边缘及血管周常见淋巴浆样细胞和浆细胞浸润。此外，散在数量不等的中心母细胞和免疫母细胞；亦可见组织细胞、嗜酸性粒细胞及多核巨细胞。滤泡植入现象可见，而淋巴上皮病变罕见。肿瘤细胞表达 CD20、CD79a 和 Bcl-2，而不表达生发中心 B 细胞标志物 CD10 和 Bcl-6；可异常表达 CD43；轻链限制性表达很常见。在 2017

年的 WHO 分类中，将 pcMZL 分为两种亚型：常见的亚型伴有 Ig 重链转化，表达 IgG 或 IgA，约占 pcMZL 的 75%，临床为单发或局限性病变；少见亚型表达 IgM，不伴有 Ig 重链转化，约占 25%，临床常表现为皮下结节，系统受累可能性大。两种亚型的临床、组织学模式、肿瘤中 T 细胞和 B 细胞的数量均有不同，有学者认为，前者可能更像皮肤的淋巴瘤样增生，而后者与其他部位发生的 MALT 淋巴瘤更为类似 [3]。

本病需要与皮肤 B 淋巴细胞假性淋巴瘤鉴别，两者浸润模式相同，均有残留的反应性滤泡及境界带的形成。带状分布的边缘区细胞、异常表达 CD43 和轻链限制性表达有助于鉴别两者；Bcl-10 在反应性滤泡中表达模式不一致也有助于鉴别 [4]。本病与 pcFCL 不同在于后者滤泡是肿瘤性的，但 pcMZL 中存在滤泡植入现象，造成两者鉴别有时较难，滤泡间区存在 Bcl-6 和（或）CD10 阳性的 B 细胞，倾向诊断 pcFCL。通过临床表现、形态学和免疫表型，可以鉴别 pcMZL 和慢性 B 淋巴细胞白血病或套细胞淋巴瘤累及皮肤，后两者常有外周血受累，且病情进展较快。皮肤及系统浆细胞增生症可以出现血管周围灶状成熟浆细胞增生伴反应性生发中心，但与 pcMZL 不同，由于与 Castleman 病相关，其生发中心多萎缩，偶可见其内穿插的透明小血管，且浆细胞轻链多为多克隆性，两者临床表现也截然不同。

部分炎症性皮肤病，例如梅毒、红斑狼疮等疾病组织学常常有浆细胞浸润，需要与本病鉴别。梅毒常有表皮增生，伴有中性粒细胞移入，浆细胞围绕血管浸润并伴有血管炎，免疫组织化学常在表皮内能找到螺旋体；红斑狼疮常常有表皮基底层液化变性和基底膜带的增厚，浸润细胞围绕附属器分布，浆细胞没有轻链的限制性表达，当然，结合临床表现和血清学检查很容易鉴别两者。

本病预后很好，5 年生存率达 90%～100%[2]。局限性或散在的多病灶皮损一般可以手术或放疗，泛发性皮损可以化疗或用电子束照射 [5]。多数患者可完全缓解，但约 50% 的患者皮疹可再发。泛发性皮损可能会伴有系统受累，需要临床随访。

参考文献

[1] Swerdlow SH, Campo E, Harris NL, et al. WHO Classification of Tumours of Haematopoietic and Lymphoid Tissues. 4th ed. Lyon: IARC Press, 2008.

[2] Swerdlow SH, Campo E, Harris NL, et al. (Eds.): WHO Classification of Tumours of Haematopoietic and Lymphoid Tissues. revised 4th ed. Lyon: IARC Press, 2017.

[3] van Maldegem F, van Dijk R, Wormhoudt TA, et al. The majority of cutaneous marginal zone B-cell lymphomas expresses class-switched immunoglobulins and develops in a T-helper type 2 inflammatory environment. Blood, 2008, 112(8): 3355-3361.

[4] 李百周, 孔蕴毅, 杨文涛, 等. 原发性皮肤边缘区 B 细胞淋巴瘤的 BCL10 表达与染色体异常. 中华皮肤科杂志, 2008, 41（6）: 374-376.

[5] Servitje O, Gallardo F, Estrach T, et al. Primary cutaneous marginal zone B-cell lymphoma: a clinical, histopathological, immunophenotypic and molecular genetic study of 22 cases. Br J Dermatol, 2002, 147(6): 1147-1158.

病例 32

陈浩

【临床病史】患者，女性，60 岁，右小腿结节 2 年，加重 6 个月。患者 2 年前右小腿屈侧出现一鸽子蛋大小紫红色结节。14 个月前，多关节肿痛，累及双手、双足、双膝。7 个月前，关节肿胀、疼痛加剧，有双手晨僵现象，张口受限，伴有轻度发热，外院诊断为类风湿关节炎伴类风湿结节，予泼尼松每日 10 mg、来氟米特及双氯芬酸二乙胺（扶他林）治疗。1 个半月前原有结节迅速增大，扩大至约 4 cm×5 cm。给予抗风湿治疗，关节症状逐渐缓解，皮损无明显改善。

【临床表现】

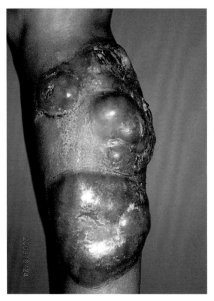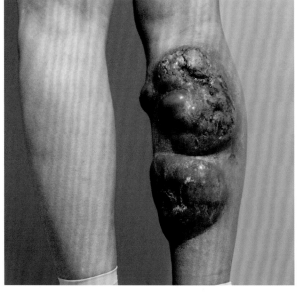

图 32.1　右小腿可见多发结节性肿块，部分融合，未见明显破溃

【系统检查】未见浅表淋巴结肿大。

【实验室检查】红细胞沉降率 31 mm/h，类风湿因子 532 IU/L。

【组织学表现】

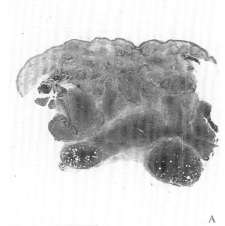
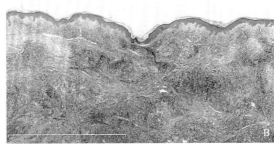
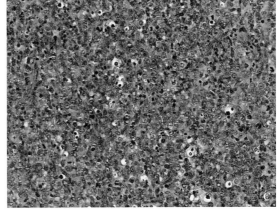

图 32.2　病变位于真皮全层，呈结节状分布，部分区域可见星空现象（A，1.25×）；病变和表皮存在无浸润带（B，5×）；肿瘤细胞中等偏大，可见中位核仁，散在小淋巴细胞（C，20×）

> 您的诊断?

【免疫组织化学】

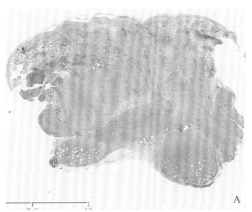
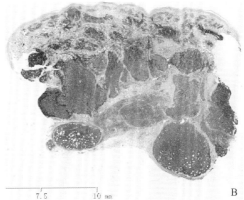

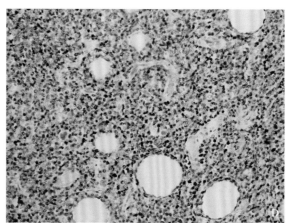

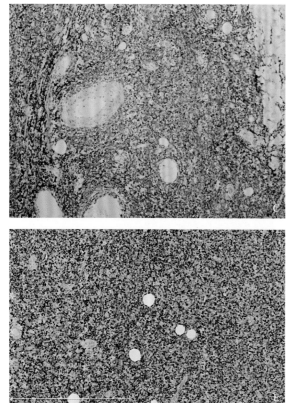

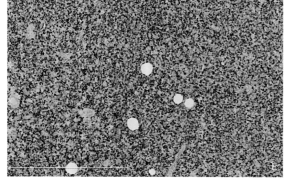

图 32.3 肿瘤细胞不表达 CD3（A，1.25×）、CD5、Cyclin-D1、CD10、Bcl-6 和 CD21；而表达 CD20（B，1.25×）、Bcl-2（C，10×）和 MUM-1（D，10×）；ki67 阳性细胞约 80%（E，10×）；原位杂交 EBER：阴性

【诊断】原发性皮肤弥漫大 B 细胞淋巴瘤，腿型（primary cutaneous diffuse large B-cell lymphoma，leg type；pcDLBCL，LT）

【治疗和随访】诊断后转至外院治疗，后失访。

【讨论】

相对于原发性皮肤 T 细胞淋巴瘤，原发性皮肤 B 细胞淋巴瘤（cutaneous B-cell lymphoma，CBCL）相对少见，在 2017 年的 WHO 分类中[1]主要包括：原发性皮肤边缘区淋巴瘤（primary cutaneous marginal zone lymphoma，pcMZL）、原发性皮肤滤泡中心淋巴瘤（primary cutaneous follicle center lymphoma，pcFCL）和原发性皮肤弥漫大 B 细胞淋巴瘤，腿型（pcDLBCL，LT）。不同地区 CBCL 的构成比略有不同，但 pcDLBCL，LT 是最常见的、原发于皮肤的侵袭性 B 细胞淋巴瘤。

本病主要好发于老年女性，特征性表现为小腿结节和肿瘤，皮损可单发，也可多发，10%～15% 的病变发生于身体其他部位。病情进展迅速。常扩散至皮肤外器官，预后不良。

病变主要累及真皮，可累及皮下组织，表皮不受累，可见无浸润带（Grenz 带），肿瘤细胞主要由大的免疫母细胞和中心母细胞组成，偶可呈间变型、梭形细胞或组织细胞样形态，有丝分裂率很高。肿瘤细胞表达 CD20、CD79a 和 PAX-5；双表达 Bcl-2 和 c-myc 很常见，且 FOX-P1、MUM1 和 IgM 也常阳性。肿瘤细胞表达 Bcl-6 程度不一，不表达 CD10。

大部分病例存在 IgH 基因重排，存在 *BCL-2* 基因扩增，但通常没有 t（14；18），*c-myc* 易位很少见[2]；基因表达谱研究表明，本病与淋巴结内弥漫大 B 细胞淋巴瘤（diffuse large B-cell lymphoma）中活化性 B 细胞的表现相似[3]，伴有 NF-κB 通路多种基因，如 CD79B、CARD11 和 MYD88 的活化突变[4-5]。

本例患者有类风湿关节炎（RA）病史，相对于正常人群，RA 患者发生淋巴瘤的概率是 2 ~ 6 倍[6]，其中包括使用甲氨蝶呤（MTX）等免疫抑制剂后出现的医源性免疫缺陷相关的淋巴增殖性疾病（other iatrogenic immuno-deficiency-associated lymphoproliferative disorders，OIIA-LPDs）。本例不诊断 OIIA-LPDs 的原因在于皮损在治疗之前即存在，而 MTX 引起的 OIIA-LPDs 通常在使用药物治疗 5 ~ 10 年后出现[7]。

组织病理学上，本病主要需与以下疾病鉴别：① pcFCL。本病主要需要和弥漫浸润模式的 pcFCL 鉴别，后者滤泡样结构不明显，病变由中心细胞和中心母细胞组成；但肿瘤表达 CD10 和 Bcl-6，不表达 Bcl-2 和 IgM；Ki67 指数低可以与本病鉴别。②套细胞淋巴瘤。由于本病形态上呈中心母细胞样，且可表达 CD5 和 Cyclin-D1，需要和套细胞淋巴瘤，尤其是套母细胞淋巴瘤累及皮肤相鉴别，后者恶性程度高，多有多系统受累表现，免疫组织化学还表达 Sox-11 有助于鉴别。③结内 DLBCL 累及皮肤。后者一般为多发病变，系统检查可区分两者。

本病 5 年生存率约 50%，多发皮损、双表达 BCL-2 和 c-myc 和 CDKN2A 表达缺失[8]、体细胞 MYD88^{L265P} 突变是预后不良的标志。本病一线治疗是多药化疗，CD20 单克隆抗体（利妥昔单抗）可单独或与化疗同时使用。单发皮损可使用放射治疗，也可选用 α- 干扰素皮损内注射。

参考文献

[1] Swerdlow SH, Campo E, Harris NL, et al. (Eds.): WHO Classification of Tumours of Haematopoietic and Lymphoid Tissues. revised 4th ed. Lyon: IARC Press, 2017.

[2] Menguy S, Frison E, Prochazkova-Carlotti M, et al. Double-hit or dual expression of MYC and BCL2 in primary cutaneous large B-cell lymphomas. Mod Pathol, 2018, 31(8): 1332-1342.

[3] Hoefnagel JJ, Dijkman R, Basso K, et al. Distinct types of primary cutaneous large B-cell lymphoma identified by gene expression profiling. Blood, 2005, 105(9): 3671-3678.

[4] Koens L, Zoutman WH, Ngarmlertsirichai P, et al. Nuclear factor-kappaB pathway-activating gene aberrancies in primary cutaneous large B-cell lymphoma, leg type. J Invest Dermatol, 2014, 134(1): 290-292.

[5] Menguy S, Gros A, Pham-Ledard A, et al. MYD88 somatic mutation is a diagnostic criterion in primary cutaneous large B-cell lymphoma. J Invest Dermatol, 2016, 136(8): 1741-1744.

[6] Hellgren K, Baecklund E, Backlin C, et al. Rheumatoid arthritis and risk of malignant lymphoma: is the risk still increased? Arthritis Rheumatol, 2017, 69(4): 700-708.

[7] Tokuhira M, Tamaru JI, Kizaki M. Clinical management for other iatrogenic immunodeficiency-associated lymphoproliferative disorders. J Clin Exp Hematop, 2019, 59(2): 72-92.

[8] Dijkman R, Tensen CP, Jordanova ES, et al. Array-based comparative genomic hybridization analysis reveals recurrent chromosomal alterations and prognostic parameters in primary cutaneous large B-cell lymphoma. J Clin Oncol, 2006, 24(2): 296-305.

病例 33

熊竞舒　陈浩

【临床病史】患者，男性，88 岁，双下肢反复出现多发结节、溃疡 6 个月余。无自觉症状，无淋巴结肿大及系统症状。

【临床表现】

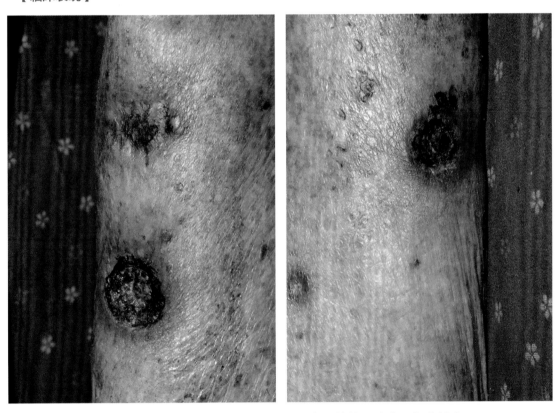

图 33.1　左下肢（A）和右下肢（B）多发结节、溃疡，部分结痂

> 👨‍⚕️ **您的诊断？**

【组织学表现】

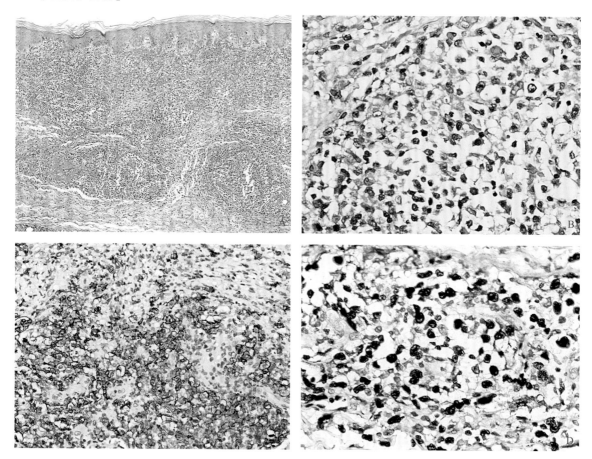

图 33.2 异型淋巴细胞在真皮及皮下组织结节或弥漫性浸润，伴灶状红细胞外溢（A，2.5×）；细胞异型性明显，胞核大，部分呈泡状核，有单个或多个核仁，可见核分裂象，混杂有少量小淋巴细胞及嗜酸性粒细胞（B，40×）；肿瘤表达 CD20（C，20×）、CD79a 和 Bcl-2；而不表达 CD3、CD5、CD10、Bcl-6、CD30 和 CD56；TIA-1 和 GrB 散在阳性；Ki67：阳性细胞约 60%；肿瘤细胞 EBER 阳性（D，40×）

【实验室检查】血尿常规及肝肾功能正常，X 线胸片、腹部 B 超及浅表淋巴结彩超检查无阳性发现。

【诊断】原发性皮肤 EB 病毒阳性弥漫大 B 细胞淋巴瘤（primary cutaneous Epstein-Barr virus positive diffuse large B-cell lymphoma，EBV⁺DLBCL）

【随访】家属放弃治疗，1 年后去世，具体原因不明。

【讨论】

EB 病毒阳性弥漫大 B 细胞淋巴瘤在 2003 年由 Oyama[1] 等首次提出，命名为 age-related EBV-associated B cell lymphoproliferative disorder。2008 年 WHO 将其定义为发生在老年人（大于 45 岁）的 EBV⁺ DLBCL[2]，认为和患者免疫功能低下相关，预后较差，后续研究发现本病可以发生在 45 岁以下、免疫功能正常的年轻人[3]。2017 年 WHO 分类将其列入 DLBCL，NOS 的范畴，而删除了关于发病年龄的限制[4]。研究显示，PD-L1 在年轻患者肿瘤中表达较老年患者高，在老年患者中，表达 PD-L1 的患者预后较差[5]。

原发性皮肤 EBV⁺DLBCL 较为少见，常见于亚洲人群，发生率为 8.7% 到 11.4% 不等。患者通常为免疫功能低下的老年人，预后较差，治疗困难。皮损呈多样性，可表现为单发或多发的结节、斑块，部位常位于躯干、颈部和四肢，临床过程呈侵袭性[6]。

根据形态，EBV⁺DLBCL 可分为多形性和大细胞亚型。两者都可出现大的转化细胞或免疫母细胞及 Hodgkin/Reed-Sternberg（HRS）样细胞，可见地图状坏死区和肿瘤细胞血管中心性浸润模式。多形性亚型可见成熟过程中的不同分化阶段的 B 细胞，根据肿瘤细胞和 HRS 样细胞的比例，Montes-Moreno 等[6] 进一步将多形性亚型分成典型大 B 细胞肿瘤、伴霍奇金淋巴瘤样特征的弥漫大 B 细胞淋巴瘤和伴多形性细胞增生特征的弥漫大 B 细胞淋巴瘤。大细胞亚型由单一转化的大 B 细胞组成。各形态学亚型与临床及预后无关。肿瘤细胞通常表达非生发中心（non-GCB）的 B 细胞表型，肿瘤增殖指数高，EBER 阳性，CD30 和免疫球蛋白轻链限制性表达情况不一，CD15 阴性[6]。

就本例而言，临床需要与皮肤血管炎鉴别。需要注意的是，老年人出现小血管炎样皮损通常需要考虑与系统性疾病相关，例如药物和肿瘤性病变。此外，本病通常还需要和以下疾病相鉴别：①EBV⁺ 皮肤黏膜溃疡，后者常发生于服用免疫抑制药物的老年人，表现为皮肤、口腔或胃肠道的单发溃疡。约 25% 的患者停止用药后，病变会消退。组织学上，肿瘤细胞 CD20 表达常下调[7]，且不表达 PD-L1[8]。②免疫缺陷相关的 B 细胞淋巴细胞增殖性疾病，二者临床病理模式均相似，但 EBV⁺DLBCL 无任何潜在免疫缺陷的证据[9]。③EB 病毒阴性的弥漫大 B 细胞淋巴瘤，标本中 EBV 的检出是鉴别二者的主要依据。④霍奇金淋巴瘤，EBV⁺DLBCL 通常有结外受累，而霍奇金淋巴瘤很少累及皮肤。EBV⁺DLBCL 可出现数量不等的 HRS 样细胞，这些细胞通常表达 CD30，难以和霍奇金淋巴瘤相鉴别，不同的是本病肿瘤细胞强表达 CD20，而 CD15 阴性[1]；而经典霍奇金淋巴瘤常表达 CD15，仅 10%～20% 的细胞 CD20 阳性[9]。⑤淋巴瘤样肉芽肿病，后者发生于肺部，但可累及皮肤，组织学可见血管中心性浸润和坏死，肿瘤细胞数量根据分期不同而不等，同时表达 CD20 和 EBER，需要结合系统检查与本病鉴别。

本病预后远差于 EBV⁻DLBCL，多数患者表现出侵袭性的临床过程，中位生存期仅 2 年[2]。由于罕见，本病没有标准治疗，采用含或不含蒽环类药物的化疗方案初始治疗后，EBV⁺DLBCL 完全缓解率 63%，而 EBV⁻DLBCL 为 91%，提示 EBV⁺DLBCL 较后者治疗抵抗。新型治疗方案包括 EB 病毒特异性过继免疫疗法，miRNA 靶向治疗，药物诱导 EBV 进入裂解周期后加用抗疱疹病毒药物治疗，针对特异性信号通路如 NF-κB 通路、PI3K/Akt 通路、PKC 通路等的治疗。

参考文献

[1] Oyama T, Ichimura K, Suzuki R, et al. Senile EBV+ B-cell lymphoproliferative disorders: a clinicopathologic study of 22 patients. Am J Surg Pathol, 2003, 27(1): 16-26.

[2] Shimoyama Y, Yamamoto K, Asano N, et al. Age related Epstein-Barr virus associated B cell lymphoproliferative disorders: Special references to lymphomas surrounding this newly recognized clinicopathologic disease. Cancer Sci, 2008, 99(6): 1085-1091.

[3] Nicolae A, Pittaluga S, Abdullah S, et al. EBV-positive large cell lymphomas in young patients: a nodal lymphoma with evidence for a tolerogenic immune environment. Blood, 2015, 1267(7): 863-872.

[4] Swerdlow SH, Campo E, Pileri SA, et al. The 2016 revision of the World Health Organization classification of lymphoid neoplasms. Blood, 2016, 127(20): 2375-2390.

[5] Takahara T, Satou A, Ishikawa E, et al. Clinicopathological analysis of neoplastic PD-L1-positive EBV+ diffuse large B cell lymphoma, not otherwise specified, in a Japanese cohort. Virchows Arch, 2021, 478(3): 541-552.

[6] Kempf W, Kazakov D V, Mitteldorf C. Cutaneous lymphomas: an update. Part 2: B-cell lymphomas and related conditions. Am J Dermatopathol, 2014, 36(3): 197-210.

[7] Ikeda T, Gion Y, Yoshino T, et al. A review of EBV-positive muco-cutaneous ulcers focusing on clinical and pathological aspects. J Clin Exp Hematop, 2019, 59(2): 64-71.

[8] Daroontum T, Kohno K, Eladl AE, et al. Comparison of Epstein-Barr virus-positive mucocutaneous ulcer associated with treated lymphoma or methotrexate in Japan. Histopathology, 2018, 727(7): 1115-1127.

[9] Shimoyama Y, Oyama T, Asano N, et al. Senile Epstein-Barr virus-associated B-cell lymphoproliferative disorders: a mini review. J Clin Exp Hematop, 2006, 46(1): 1-4.

| 病例 34 |

陈浩　周小鸽

【临床病史】患者，男性，56 岁。右上腭黏膜反复溃疡 5 年余。患者 2006 年 11 月诊断为急性 T 淋巴细胞白血病。2007 年 5 月行骨髓移植。术后持续服用多种免疫抑制药物。多年来口腔反复出现黏膜溃疡。2016 年 2 月拔牙后再次出现，6 月中旬右侧上腭部出现溃疡，活检后停用免疫抑制药，病变明显好转（2016 年 12 月），但因排异反应又使用免疫抑制剂，病变再次变重（2017 年 4 月）。PET-CT 显示右侧上颌窦及双颈部、双下颌多发淋巴结肿大伴 SUV 值增高，遂行 R-CHOP 方案治疗（2017 年 9 月），效果良好。化疗后停用免疫抑制剂，直到 2018 年 2 月发现牙龈肿物复发后行活检。

【既往病史】无特殊。

【临床表现】

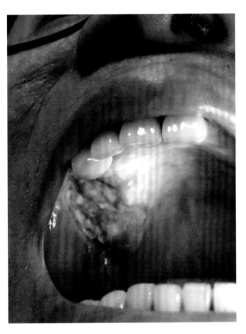

图 34.1　右侧上腭部可见不规则溃疡，表面可见污秽性分泌物

【体格检查】右侧颌下区淋巴结肿大，无发热、盗汗，无头晕、头痛。

【实验室检查】右侧上颌窦黏膜增厚及齿槽骨 SUV 值增高。

【组织学表现】

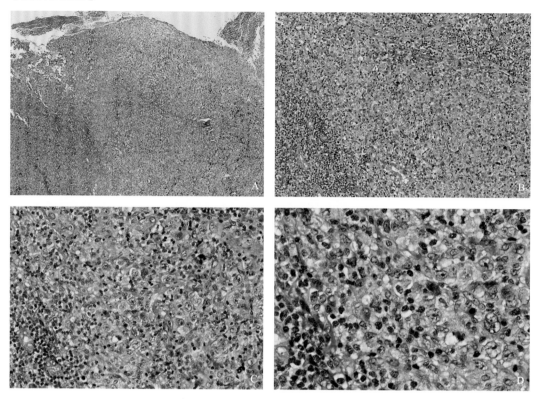

图 34.2 鳞状上皮灶状坏死破溃，上皮下可见异型淋巴样细胞弥漫分布，背景为小淋巴细胞（A，4×；B，10×）异型淋巴细胞中等偏大，胞质淡染，核呈泡状，可见明显核仁（C，20×；D，40×）

> 👤 **您的诊断?**

【免疫组织化学】

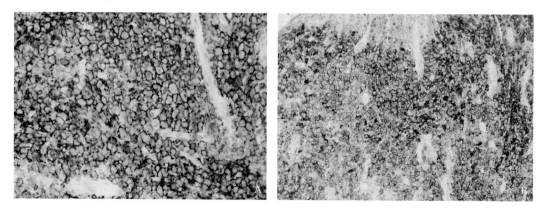

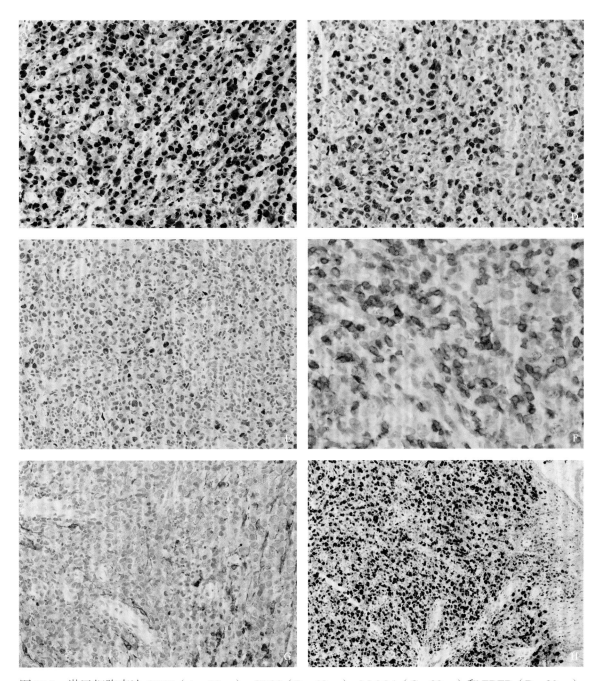

图 34.3　淋巴细胞表达 CD20（A，20×）、CD30（B，10×）、MuM-1（C，20×）和 EBER（D，20×）；部分表达 Bcl-6（E，20×）；而不表达 CD3（F，20×）、CD10（G，20×）、CD5、CD21、CD56、EBNA-2；Ki67 阳性细胞约 50%（H，10×）

【诊断】表现为 EBV 阳性皮肤黏膜溃疡（EBV-positive mucocutaneous ulcer，EBVMCU）的 EBV 阳性弥漫大 B 细胞淋巴瘤（EBV-positive diffuse large B cell lymphoma，EBV⁺DLBCL）

【治疗和随访】诊断后转至肿瘤医院，给予联合化疗及局部放疗后缓解，随访至今未复发。

【讨论】

Dojcinov 等[1]在 2010 年首次描述 26 例在医源性免疫抑制或年龄相关的免疫衰老的人群中发生的、EBV 相关的皮肤或肠道黏膜溃疡（EBV MCU），随访了 20 例患者，发现通过减少免疫抑制剂用量，溃疡可自愈，且所有患者均获得了完全缓解，没有与疾病相关的死亡病例的发生。在 2017 年 WHO 造血与淋巴组织肿瘤分类中，EBV MCU 被确定为一个新的暂定类型[2]。近年来，陆续有 EBV MCU 发生于骨髓或实体器官移植、获得性免疫缺陷综合征（AIDS）以及老年免疫功能衰退相关患者的报道。

EBV MCU 常见于服用免疫抑制剂的老年患者，其中甲氨蝶呤（MTX）最为常见，也可见于其他免疫抑制剂。2008 年 WHO 将 MTX 相关的淋巴增殖性疾病（MTX-LPD）归为"其他医源性引起的免疫缺陷相关的淋巴增殖性疾病"[3]，约有 50% 的 MTX-LPD 和 EBV 相关，而最近的研究认为 MTX-LPD 和 EBV MCU 有明显重叠[4-5]。这类患者经过停止或减少使用 MTX 或其他免疫抑制剂，病变会自行愈合，且不容易复发。而本例病程中出现反复，化疗后皮损缓解，也提示患者不是典型的 EBV MCU。

EBV MCU 组织学表现为中等大小的 T 细胞、组织细胞、浆细胞及嗜酸性粒细胞浸润的背景中可见异型的大细胞，大细胞可呈霍奇金样和 HRS 样。根据组织学模式，EBV MCU 可分为①多形性型、②大细胞型、③经典霍奇金淋巴瘤样、④黏膜相关淋巴瘤样[6]。大细胞表达生发中心后活化 B 细胞标志物，即 CD19、PAX-5、Bcl-6、MUM-1 和 OCT2，同时表达 CD30、CD45 和 EBER；而不表达 CD10；CD20 表达程度不一；CD15 阳性率为 43.5%。背景中 T 细胞表达 CD4，而病变周围的 T 细胞则表达 CD8。病变可以出现克隆性 IgH 和 TCR 重排，比例分别是 39% 和 38%。

EBV MCU 需要与多种疾病相鉴别，例如：① PTLD。PTLD 是接受实质器官、骨髓或干细胞移植的患者产生的一组淋巴细胞或浆细胞增殖性疾病，常发生于移植后第 1 年内。表现为 B 症状伴淋巴结肿大和结外多个部位的广泛受累。单形性 PTLD 主要表现为形态单一的母细胞浸润，伴有 HRS 样细胞，肿瘤细胞表达 CD20、EBER 和 EBNA2，CD30 常阳性；② B 细胞 EBV⁺LPD。通常发生于无免疫缺陷的患者，临床表现为发热、肝脾肿大、淋巴结肿大及低免疫球蛋白血症等系统性症状。病程反复、进展，通常大于 6 个月，外周血 EBV DNA 明显升高。③淋巴瘤样肉芽肿。好发于成年人，90% 的病例发生于肺，其他部位如脑、肾、肝、皮肤、上呼吸道和胃肠道也可受累，皮损表现为坏死和溃疡。组织学显示多形性淋巴样细胞以血管为中心分布，破坏血管为特征。不典型的大细胞表达 CD20 和 EBER，CD30 呈不同程度阳性，CD15 阴性，大多数患者表现为侵袭性过程，中位生存时间不到 2 年。

但 EBV MCU 最主要是与 EBV⁺DLBCL 鉴别：后者可以发生于老年人或年轻人，发生于老年人时，多表现为结外病变，最常见于皮肤、肺、扁桃体，可与患者免疫功能缺陷或免疫功能减退相关。Tomoka 等 [6] 发现，相对于 EBV MCU，DLBCL 患者的 sIL-2R 和 LDH 升高，有助于鉴别两者。EBV⁺DLBCL 镜下表现为多形型或大细胞亚型，伴有地图样坏死。肿瘤细胞表达 CD20、CD79a、MUM1 和 EBER，不表达 CD10 和 Bcl-6，28% 的病例表达 EBNA2，CD30 呈不同程度阳性，CD15 阴性。因此组织学并不能完全区分两者，需要通过临床表现及长期随访才能鉴别。譬如本例，病变初期为局限性病变，停用免疫抑制剂后好转，符合 EBV MVU，但后期病变出现反复，且累及局部淋巴结，则需考虑 DLBCL，所以对于 EBV MVU，系统检查及长期随访是必要的。

参考文献

[1] Dojcinov SD, Venkataraman G, Raffeld M, et al. EBV positive mucocutaneous ulcer—a study of 26 cases associated with various sources of immunosuppression. Am J Surg Pathol, 2010, 34(3): 405-417.

[2] Swerdlow SH, Campo E, Pileri SA, et al. The 2016 revision of the World Health Organization classification of lymphoid neoplasms. Blood, 2016, 127(20): 2375-2390.

[3] Gaulard P, Swerdlow S, Harris NL, et al. Other iatrogenic immunodeficiency-associated lymphoproliferative disorders. In World Health Organization (WHO) Classification of Tumours of Haematopoietic and Lymphoid Tissues; Swerdlow SH, Campo E, Harris NL, et al. WHO Classification of Tumours of Haematopoietic and Lymphoid Tissues. 4ᵗʰ ed. Lyon: IARC Press, 2008：350-351.

[4] Satou A, Banno S, Kohno K, et al. Primary cutaneous methotrexate-associated B-cell lymphoproliferative disorders other than EBV-positive mucocutaneous ulcer: clinical, pathological, and immunophenotypic features. Pathology, 2021, 53(5): 595-601.

[5] Obata K, Okui T, Ono S, et al. Comparative Study on Epstein-Barr Virus-Positive Mucocutaneous Ulcer and Methotrexate-Associated Lymphoproliferative Disorders Developed in the Oral Mucosa: A Case Series of 10 Patients and Literature Review. Diagnostics (Basel), 2021, 11(8): 1375.

[6] Ikeda T, Gion Y, Sakamoto M, et al. Clinicopathological analysis of 34 Japanese patients with EBV-positive mucocutaneous ulcer. Mod Pathol, 2020, 33(12): 2437-2448.

第五篇

皮肤继发淋巴组织增生性疾病及相关病变

病例 35

甘璐　陈浩

【临床病史】患者，男性，71 岁，躯干、四肢泛发暗红色结节 1 个月余，无自觉症状，无淋巴结肿大及系统症状，体重略下降。

【临床表现】

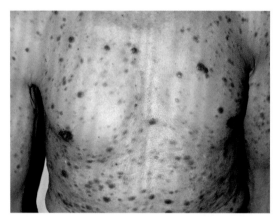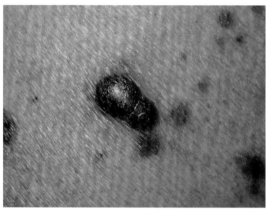

图 35.1　躯干四肢多发暗红色结节，表面光滑

【组织学表现】

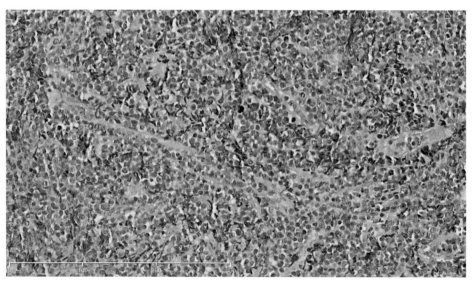

图 35.2　真皮内弥漫性单一淋巴样细胞浸润，瘤细胞中等大小，核质比高，核深染，核膜清晰，染色质细，核仁不明显（20×）

> 👤 **您的诊断?**

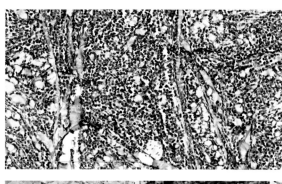
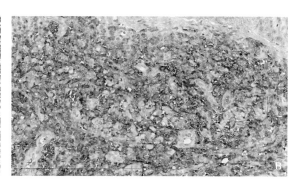
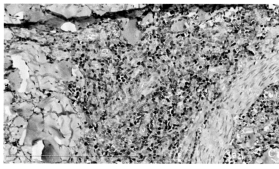

图 35.3 肿瘤细胞表达 PAX-5（A，20×）、CD79a、CD10、CD34，CD7 弱阳性（B，20×），表达 TDT（C，20×）；而不表达 CD3、CD20、CD56、CD123、TCL-1、CD68、CD163 和 MPO

【实验室检查】血常规：白细胞计数 $16.9 \times 10^9/L$，淋巴细胞计数 $11.90 \times 10^9/L$，淋巴细胞百分率 70.30%。骨髓穿刺：增生活跃，以淋巴细胞异常增生为主，原幼淋比例增高显著，达 87%（参考值<30%），粒系和红系增生受抑制。

【诊断】淋巴母细胞淋巴瘤（lymphoblastic lymphoma，LBL），表达 T 和 B 淋巴细胞表型

【讨论】

淋巴母细胞淋巴瘤/白血病是非霍奇金淋巴瘤中少见的类型，根据免疫表型不同，分为 B 淋巴母细胞淋巴瘤（B-LBL）和 T 淋巴母细胞淋巴瘤（T-LBL），分别由 B、T 系的前体淋巴细胞（淋巴母细胞）恶变而来。传统意义上，当肿瘤表现为肿块，且没有或仅有轻微外周血或骨髓受累时，称为淋巴瘤；有广泛外周血和骨髓受累（≥25%）时，称为急性淋巴母细胞白血病（acute lymphoblastic leukemia，ALL）。

LBL 在皮肤继发性淋巴瘤中占 3.5%~7%，B-LBL 好发于儿童，64% 患者小于 18 岁，男性多见，常累及骨髓和外周血，皮损表现为多发性结节、浸润性斑块，也可为孤立性结节，头颈部常见[1]。

和 B-LBL 不同，T-LBL 青少年发病率比儿童高，典型表现为纵隔肿块，常伴有骨髓受累，亦可累及淋巴结和结外部位。T-LBL 累及皮肤较 B-LBL 少见，表现为疼痛性、浸润性斑块或多发皮下结节，但不局限于头颈部，亦可累及躯干和四肢，且易多发[1-2]。有研究发现[1]，部分 B-LBL 出现皮损时尚无其他器官受累证据，而大多 T-LBL 相关的皮损是在骨髓或淋巴结受累时或受累后发生。

因 B-LBL 和 T-LBL 的治疗及预后不同，故两者的鉴别尤为必要。临床上无法从皮损特点和分布来鉴别 T、B 或双系淋巴母细胞淋巴瘤，需要依据免疫表型来鉴别两者。由于本病来源于前体细胞，所以表达不成熟的淋巴细胞表型，如 TdT、CD1a、CD34 等；而常不表达成熟的淋巴细胞表型，如 CD3 和 CD20。B-LBL 可以表达除 CD20 外的其他 B 细胞抗原，如 CD79a、CD19、CD10、PAX-5 等，其中 PAX-5 是最敏感和特异的标志物。流式细胞术检测 CD22 的表达可提高 B-LBL 诊断的特异性和敏感性。在 T-LBL 中，除了表达 TdT、CD34 等外，还表达 CD2、CD7 等 T 细胞分化抗原。部分病例，如本例的免疫表型呈双系表达，即同时表达 1 个或多个 B 系和 T 系抗原，此种情况较罕见。有研究发现，这种交叉表达常发生在白血病不成熟阶段[3]。亦有同时表达髓系和淋巴系抗原的病例，有病例仅表现出早期淋巴造血组织的表型（如 TdT、CD10，此两种抗原同时阳性应分类为 B- ALL-普通型）。表达多个交叉抗原的患者预后更差[3]，可能是由于肿瘤细胞来源于更早期的具有多向分化潜能的干细胞。

本病首先需要与原发皮肤淋巴瘤鉴别，因为两者预后不同，且早期诊断有利于患者治疗和预后。皮损多发，没有破溃，单个皮损形态类似，提示是继发性淋巴瘤，而不是原发性皮肤淋巴瘤。母细胞性浆细胞样树突状细胞肿瘤（blastic plasmacytoid dendritic cell neoplasm，BPDCN）皮损亦可表现为多发性结节、浸润性斑块，常见于老年患者，但皮损多为暗紫色；组织学肿瘤细胞也表现为中等大小，母细胞形态，但染色质不如本病深染和细腻，形态也稍多形；BPDCN 类似 LBL，同样常不表达 T、B 分化抗原，但可表达 TDT；BPDCN 表达 CD123、CD4、CD56、TCL-1，可与 LBL 相鉴别。而本病组织学还需要与其他小圆细胞肿瘤鉴别，免疫组织化学有助于鉴别。

具有不同遗传学异常的 B-LBL/ALL 预后不同，儿童 B-LBL/ALL 预后相对较好，成人较差。与 B-LBL/ALL 相比，T-LBL/ALL 更高危，预后取决于患者的年龄、临床分期和血清乳酸脱氢酶水平。目前多种治疗方案包括靶向治疗已被用于 LBL 的治疗，但作用有限，CAR-T 疗法（chimeric antigen receptor T-cell immunotherapy，嵌合抗原受体 T 细胞免疫疗法）近年来在 LBL 的治疗上取得了较好的效果[4]。由于 LBL 恶性度高，病情凶险，儿童、青少年发病率较高，需早期诊断，对于组织学表现为单一形态、胞质较少、染色质细腻的淋巴母细胞增殖性改变时，应高度怀疑本病。及时完善骨髓及影像学等检查对疾病分期及治疗方案的确定是必要的。

参考文献

[1] Lee W J, Moon H R, Won C H, et al. Precursor B- or T-lymphoblastic lymphoma presenting with cutaneous involvement: A series of 13 cases including 7 cases of cutaneous T-lymphoblastic lymphoma. J Am Acad Dermatol, 2014, 70(2): 318-325.

[2] Ginoux E, Julia F, Balme B, et al. T-lymphoblastic lymphoma with cutaneous involvement. World J Clin Cases, 2015, 3(8): 727-731.

[3] Wang X B, Du W, Xia L, et al. Cross-lineage expression in 505 patients with acute lymphoblastic leukemia by multiparametric flow cytometry analysis. Zhongguo Shi Yan Xue Ye Xue Za Zhi, 2009, 17(6): 1419-1423.

[4] Jain T, Knezevic A, Pennisi M, et al. Hematopoietic recovery in patients receiving chimeric antigen receptor T-cell therapy for hematologic malignancies. Blood, 2020, 4(15): 3776-3787.

病例 36

熊竞舒　陈浩

【临床病史】患者，男性，72 岁，躯干、四肢红斑结节 1 年，伴气促 6 个月。

【临床表现】

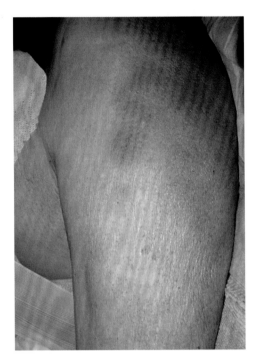

图 36.1　左上臂和左肩部多发浸润性红斑和结节

【组织学表现】

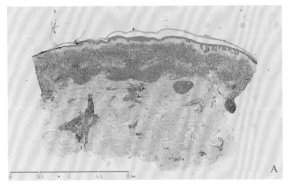

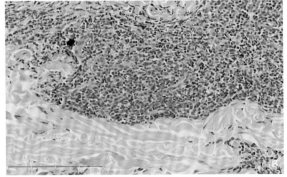

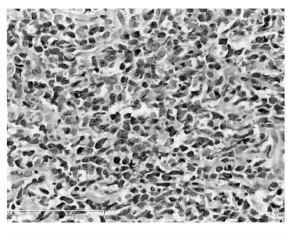

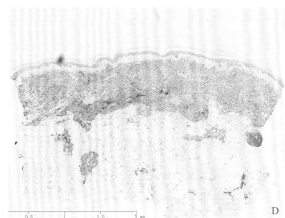

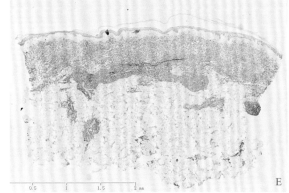

图 36.2　真皮浅层可见病变呈宽带状浸润，部分围绕附属器（A，2.5×）；浸润细胞为单个核细胞，形态一致（B，10×）；细胞中等，核不规则，核膜清晰，部分可见小核仁（C，40×）；免疫组织化学显示 CD3（D，2.5×）和 CD20（E，2.5×）阴性

【实验室检查】血常规：WBC 4.1×10^9/L，Hb 60 g/L，PLT 40×10^9/L；肝肾功能：LDH 139 U/L，其余（-）；胸腹部 CT：两肺索条影，左上肺肺大疱形成。

> 👤 **您的诊断？**

【免疫组织化学】

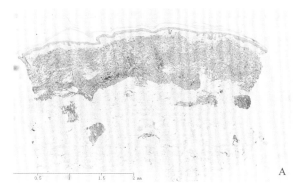

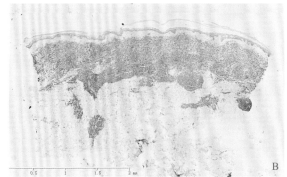

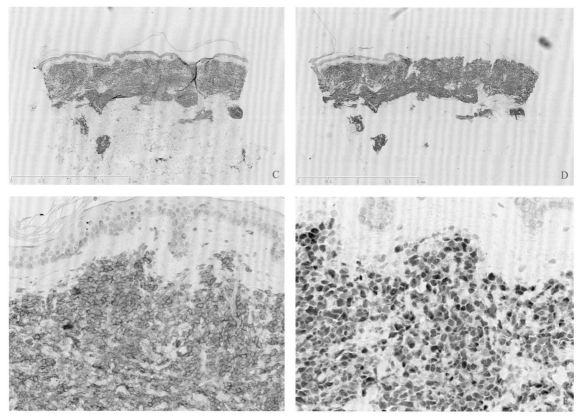

图 36.3　肿瘤细胞不表达 CD5、CD7（A，2.5×）、CD8、CD30、PAX-5（B，2.5×）、CD68 和 MPO，而表达 CD4（C，2.5×）、CD56（D，2.5×）、CD123（E，40×）、TDT（F，40×）和 TCL-1

【外周血流式细胞检测】CD13、CD11、CD14、CD15、CD20、CD3、CD7、CD34、CD117（-）；CD56：82.3%；CD4：92%；CD123：94.6%。

【诊断】母细胞化浆细胞样树突状细胞肿瘤（blastic plasmacytoid dendritic cell neoplasm，BPDCN）

【讨论】

BPDCN 是罕见的淋巴造血系统恶性肿瘤。2008 年 WHO 淋巴造血组织肿瘤分类中将其归类为急性髓系及其相关性前驱细胞性肿瘤[1]。BPDCN 具有高度侵袭性，易累及皮肤、淋巴结、骨髓。

患者主要为老年人，平均发病年龄 65 岁，但可见于任何年龄，男女比例 3.3∶1[2]，在我们的一组以皮损为首发表现的患者中，显示发病呈双峰性，分别见于 25 岁和 60 岁。几乎所有患者均有皮疹，表现为结节、斑块或淤伤样皮损，可伴紫癜、红斑、溃疡。单发结节（1~2 个）多见于头部和下肢，而多发结节常见于躯干[2]。

肿瘤很少累及表皮，常常和表皮间有明显的无细胞带，在真皮内弥漫或结节状浸润，肿瘤不累及血管和附属器，但可累及皮下脂肪。肿瘤细胞形态相对单一、中等大小，呈母细胞样，核不规则，核质细腻，可见一至数个小核仁，很少见到大量细胞分裂象。

肿瘤细胞特征性表达 CD4、CD56 和 pDC 相关抗原 CD123、BDCA-2/CD303、TCL1，通常不表达 T 和 B 细胞分化抗原；肿瘤可以表达髓系标记物，但一般弱阳性表达[3]，也可表达 CD7、CD33 和 TDT[3]。需要注意的是约 8% 的患者存在 CD4 或 CD56 的丢失[4]，而 CD123 和 TCL1 可以在急性髓系白血病中表达[5]。所以全面的免疫组织化学检查是诊断必要的。

BPDCN 皮损常呈紫红色，需与如扁平苔藓、浆细胞增生症、皮肤 Rosai-Dorfman 病等鉴别，常规治疗后无效，尤其老年患者时，应及时行活检。其次还应与其他淋巴造血组织肿瘤相鉴别：①急性髓系白血病（AML）。由于本病和 AML 临床及组织学非常类似，且后者常可表达 CD4、CD56 和 CD123，容易误诊。本病表达 TCL-1、TCL-4、CD303，而 AML 表达 MPO、CD64、CD11c 和 lysozyme 有助于鉴别。②结外 NK/T 细胞淋巴瘤（鼻型）。病变多见于鼻腔和鼻窦，肿瘤表达 CD56，但病变常呈血管中心性浸润，表达细胞毒蛋白，EB 病毒原位杂交为阳性。③淋巴母细胞淋巴瘤。肿瘤细胞呈母细胞样，如本例一样，近 30% 患者可以表达 TDT，但淋巴母细胞淋巴瘤同时可表达多种 B 或 T 细胞分化抗原，但不表达 CD123 和 TCL-1。④反应性浆细胞样树突细胞增生。与 BPDCN 有相似的细胞形态和免疫表型，但前者不表达 CD56。此外，由于本病还可以表达 S100 和 CD31 等标记，形态学不典型的时候，需要注意鉴别诊断。

BPDCN 尚无最佳治疗方案。局部放疗及系统化疗难以维持完全缓解状态。初治患者常常对化疗高度敏感，完全缓解率达 47%～86%[4]。然而即使完全缓解的患者，平均 9～11 个月后也会复发。目前认为，采用非霍奇金淋巴瘤方案化疗后进行异体造血干细胞移植疗效较好[6]，靶向 CD123 的治疗也有较好前景。

参考文献

[1] Swerdlow SH, Campo E, Harris NL, et al. WHO Classification of Tumours of Haematopoietic and Lymphoid Tissues. 4th ed. Lyon: IARC Press, 2008:145-147.

[2] Julia F, Petrella T, Beylot-Barry M, et al. Blastic plasmacytoid dentritic cell neoplasm: clinical features in 90 patients. Br J Dermatol, 2013, 169(3): 579-586.

[3] Petrella T, Bagot M, Willemze R, et al. Blastic NK-cell lymphomas (agranular CD4+CD56+ hematodermic neoplasms): a review. Am J Clin Pathol, 2005, 123(5): 662-675.

[4] Julia F, Dalle S, Duru G, et al. Blastic plasmacytoid dendritic cell neoplasms: clinico-immunohistochemical correlations in a series of 91 patients. Am J Surg Pathol, 2014,

38(5): 673-680.

[5] Djokic M, Björklund E, Blennow E, et al. Overexpression of CD123 correlates with the hyperdiploid genotype in acute lymphoblastic leukemia. Haematologica, 2009, 94(7): 1016-1019.

[6] Laribi K, Baugier de Materre A, Sobh M, et al. Blastic plasmacytoid dendritic cell neoplasms: results of an international survey on 398 adult patients. Blood Adv, 2020, 13(19): 4838-4848.

| 病例 37 |

宋昊　陈浩

【临床病史】患者，男性，43 岁，右下肢 2 个破溃结节伴右侧腹股沟肿大 6 个月。

【临床表现】

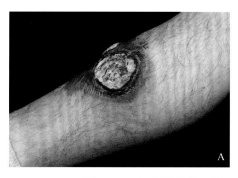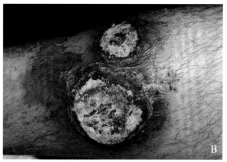

图 37.1　右小腿中段可见 2 个结节表面破溃（A 和 B）

【组织学表现】

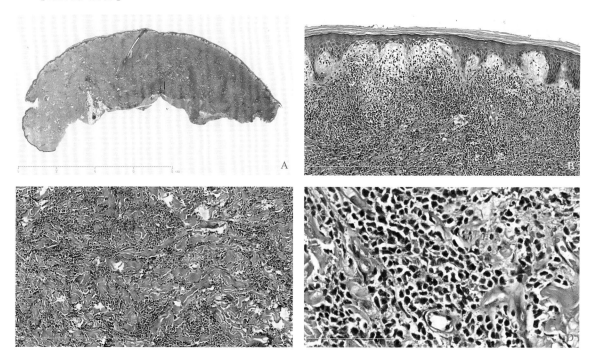

图 37.2　病变累及真皮全层（A，0.8×）；病变和表皮间有无浸润带形成（B，10×）；细胞在胶原束间穿梭排列（C，10×）；细胞核中等大小，轻度不规则，可见散在外溢的红细胞（D，10×）

【免疫组织化学】

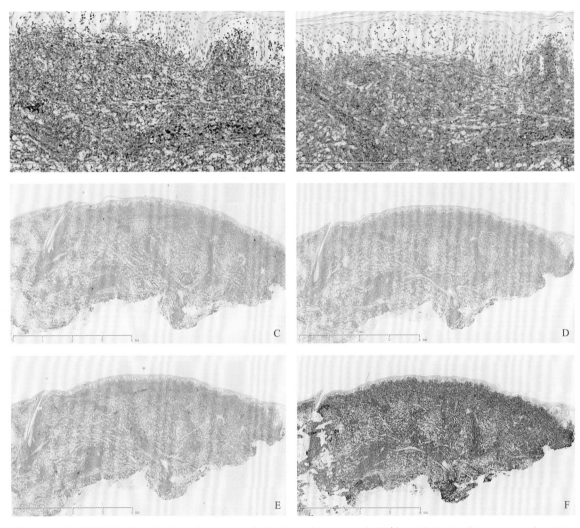

图 37.3 免疫组织化学显示 CD3（A，10×）和 CD4（B，10×）阳性；而 CD20（C，1.25×）、CD8（D，1.25×）和 CD5（E，1.25×）阴性；Ki67（F，1.25×）：肿瘤细胞阳性率为 80%

【实验室检查】血常规：正常；肝肾功能：LDH 269 U/L；其余（-）。

【影像学检查】B 超显示腹股沟淋巴结肿大。

> 👤 **您的诊断？**

【免疫组织化学】

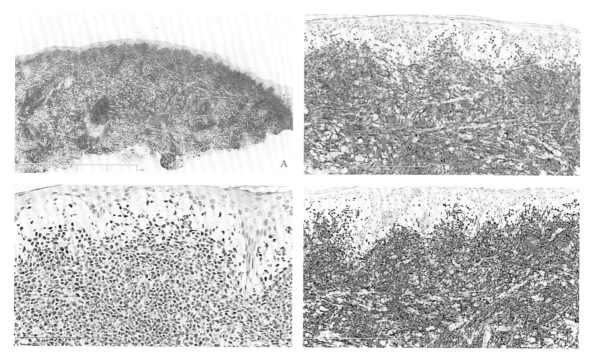

图 37.4　肿瘤细胞阳性表达 CD123（A，1.25×）、B，10×）、E2-2（C，10×）和 TCL-1（D，10×）；而 CD2、CD5、CD、CD30、CD56、CD68、CD163、GrB、MPO、TDT（－）；EBER（－）

【诊断】母细胞化浆细胞样树突状细胞肿瘤（blastic plasmacytoid dendritic cell neoplasm，BPDCN）异常表达 T 细胞抗原 CD3

【治疗和随访】患者诊断明确后转外院系统化疗，皮损和肿大淋巴结消退，等待骨髓移植期间，疾病复发累及骨髓，患者 8 个月后死于感染。

【讨论】

皮肤淋巴增殖性疾病的诊断，对疾病性质的了解和皮损的观察非常重要，但也是本例容易误诊的原因之一。对于成人位于肢体的局限性、溃疡性皮损，首先需要考虑的是原发皮肤的病变，例如 ALCL、原发性皮肤外周 T 细胞淋巴瘤，非特殊类型和 NK/T 细胞淋巴瘤。

BPDCN 是罕见的淋巴造血系统恶性肿瘤，具有高度侵袭性，易累及皮肤、淋巴结、骨髓。本病的形态和免疫表型和髓系肿瘤类似，累及皮肤的时候，通常也表现为播散性病变，但 BPDCN 可以表现为单发皮损。根据 Julia 等[1] 的研究，将其皮损分为三类——结节状皮损、播散性斑片和结节及淤伤样皮损，以结节性皮损常见，占 73%，而孤立性病变（1～2 个皮损）占 47%。而在我们一组 20 例的研究中，15% 的患者表现为单发皮损[2]。

肿瘤很少累及表皮。在我们的研究中，73% 的患者有明显的无浸润带，病变常表现为真皮内弥漫（46%）或结节状浸润（21%），但 67% 的病变可以观察到肿瘤细胞在胶原束间呈列队哨兵状及间质性浸润，而这种排列方式在原发皮肤的肿瘤中很少见到。

肿瘤细胞特征性表达 CD4、CD56 和 pDC 相关抗原 CD123、CD303、TCL1 和 TCF4（E2-2）；肿瘤可以表达髓系标记物，但一般弱阳性表达，也可表达 CD33 和 TDT。通常不表达 T 和 B 细胞分化抗原，偶可表达 CD2 和 CD7，阳性率分别为 37% 和 11%，但很少有表达 CD3 的报道[3]，所以本例容易误诊为外周 T 细胞淋巴瘤。当然，仔细观察浸润模式和细胞形态，并注意到 CD3 其实表现为两种阳性强度时（图 37.3A），应该会对诊断提出疑问。需要注意的是约 8% 的患者存在 CD4 或 CD56 的丢失[4]，而 CD123 和 TCL1 可以在急性髓系白血病中表达[5]。所以全面的免疫组织化学检查是诊断必需的。

所有病例的诊断都需要进行综合判断，虽然皮损的表现对于皮肤淋巴瘤的诊断很重要，但病变的模式、细胞形态的观察及完整的免疫表型及合理的解释才能避免误诊。

参考文献

[1] Julia F, Petrella T, Beylot-Barry M, et al. Blastic plasmacytoid dentritic cell neoplasm: clinical features in 90 patients. Br J Dermatol, 2013, 169(3): 579-586.

[2] Zhang Y, Xiong J, Li S, et al. Cutaneous manifestations of blastic plasmacytoid dendritic cell neoplasm: a retrospective study of morphological and immunophenotypic features. Eur J Dermatol, 2022, Online ahead of print.

[3] Suzuki Y, Kato S, Kohno K, et al. Clinicopathological analysis of 46 cases with CD4+ and/or CD56+ immature haematolymphoid malignancy: reappraisal of blastic plasmacytoid dendritic cell and related neoplasms. Histopathology, 2017, 71(6): 972-984.

[4] Julia F, Dalle S, Duru G, et al. Blastic plasmacytoid dendritic cell neoplasms: clinico-immunohistochemical correlations in a series of 91 patients. The American journal of surgical pathology, 2014, 38(5): 673-680.

[5] Djokic M, Björklund E, Blennow E, et al. Overexpression of CD123 correlates with the hyperdiploid genotype in acute lymphoblastic leukemia. Haematologica, 2009, 94(7): 1016-1019.

病例 38

陈浩

【临床病史】患者，男性，54 岁，急性髓系白血病 2 年伴全身皮下结节 2 周。

【现病史】患者 2018 年 3 月前因发热、乏力，在当地医院查血常规：WBC 28.04×10^9/L，中性粒细胞（N）17.81×10^9/L，单核细胞（M）2.69×10^9/L，淋巴细胞（L）7.45×10^9/L；骨髓涂片和骨髓流式细胞检查符合急性髓系白血病 M4。遂行多药化疗及鞘内注射甲氨蝶呤（MTX）治疗，治疗中多次评估为病情缓解。2019 年 9 月进入随访期。2021 年 1 月，无明显诱因背部出现皮下结节，逐渐增多，当地医院查血常规和骨髓涂片未见肿瘤复发，为明确病因到我院就诊。

【系统检查】肝脾及浅表淋巴结未触及肿大

【临床表现】

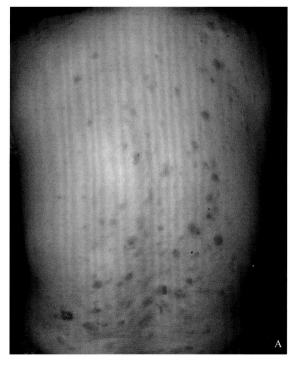
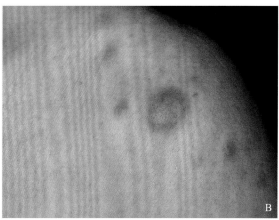

图 38.1　躯干可见多发大小不一、紫褐色皮下结节，表面皮肤正常

【组织学表现】

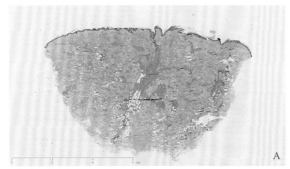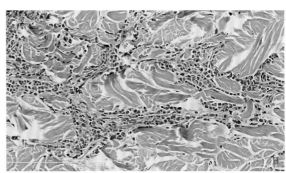

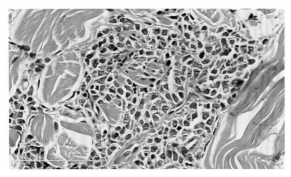

图 38.2 病变累及真皮，呈结节状或散在分布（A，0.8×）；肿瘤细胞呈小结节状或在胶原束间呈列队哨兵状排列，可见少许红细胞外溢（B，20×）；肿瘤细胞中等大小，核大，核膜清楚，部分细胞可见 1 个明显核仁，部分细胞胞质丰富，可见细胞异型和核分裂（C，40×）

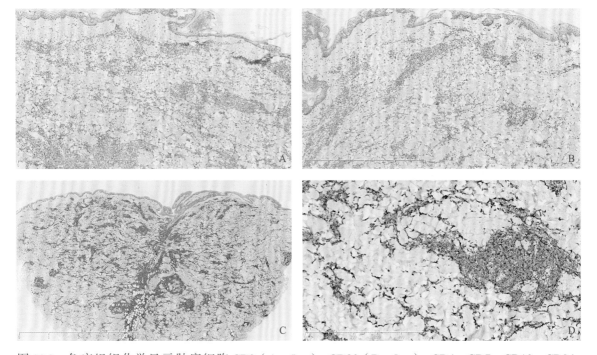

图 38.3 免疫组织化学显示肿瘤细胞 CD3（A，5×）、CD20（B，5×）、CD4、CD7、CD10、CD34、CD56、CD123、TCL-1、CD68、CD163 阴性；而 MPO（C，5×）和（D，10×）阳性；Ki67 阳性细胞约 90%

【实验室检查】血常规：正常；肝肾功能：LDH 300 U/L，其余（－）；骨髓涂片：未见明显肿瘤细胞。

> 🧑‍⚕️ **您的诊断?**

【诊断】皮肤髓系肉瘤（cutaneous myeloid sarcoma，CMS）

【治疗和随访】患者诊断明确后转外院系统化疗，后失访。

【讨论】

来源于淋巴系或髓系的白血病细胞累及皮肤时称为皮肤白血病，前者以急性淋巴母细胞白血病 / 淋巴瘤和慢性淋巴细胞白血病 / 淋巴瘤常见，后者则见于急性髓系白血病（acute myeloid leukaemia，AML）和慢性骨髓增殖性疾病。髓系肉瘤（myeloid sarcoma，MS）是一种少见的皮肤白血病，WHO 将 MS 定义为骨髓外出现的、含有髓系来源的幼稚细胞的病变。由于髓过氧化物酶（MPO）的作用使肿瘤切面在空气中呈绿色，因此 MS 曾被称为绿色瘤，也曾被称为粒细胞肉瘤、骨髓外髓细胞肿瘤等。根据发病的情况，可将 MS 分为几种情况：① MS 与急性髓系白血病（AML）同时发生，最常见的 AML 类型是急性粒单核细胞白血病和急性单核细胞白血病分类 [1] [即 FAB（法美英合作组关于急性白血病的分类）中的 M4 和 M5]；② MS 作为 AML 髓外复发形式出现；③ MS 发生在骨髓增殖性肿瘤和慢性髓系白血病（CML）转化期；④ MS 首发，没有髓系肿瘤病史，骨髓和外周血检查也正常。MS 也可继发于淋巴瘤和其他实体肿瘤。

MS 发生机制尚不明确，从皮损分离出的 AML 细胞表达独特的趋化因子受体：CCR5、CCR4 和 CXCR7。提示趋化因子和受体相互作用是肿瘤细胞在皮肤归巢和停留的基础，导致 MS 发生的另一个因素是器官的天然屏障，药物难以到达组织，从而使一些原始细胞在全身化疗的情况下能够存活。

MS 较为少见，可发生在任何年龄和部位，好发于老年男性。好发部位如皮肤、软组织、淋巴结、胃肠道、中枢神经系统等。CMS 最常见的部位是躯干，其次是肢体和头颈部。通常表现为多发的肤色、红色到紫红色斑丘疹、斑疹和结节，偶尔皮损可单发或局限，皮损表面皮肤通常正常，无破溃。

组织学上，MS 通常不累及表皮，典型表现是不同成熟阶段的髓细胞，在胶原间质中呈列队哨兵状单行排列或在附属器和血管周围呈结节状浸润。肿瘤细胞形态与肿瘤分化有关，绝大多数表现为髓单核细胞和单核母细胞形态，即细胞体积中等，胞质轻度嗜碱性或嗜酸性，核质比较高。细胞核通常为圆形、椭圆形、肾形及分叶状。此外，幼稚的嗜酸性粒细胞在肿瘤组织内可见，其数量多少与肿瘤细胞分化及亚型相关。当组织学表现不典型时，找到嗜酸性粒细胞是诊断 MS 的特征性线索之一。

MS 不同程度地表达溶菌酶、MPO、CD117、CD11c、CD13 和 CD33 等髓系及 CD68、CD163 等单核系标记，但需要注意 MS 还可表达其他系抗原，如 T 细胞系、B 细胞系和角蛋白，容易误诊为淋巴瘤或转移癌。MS 还需要与淋巴瘤、黑色素瘤、尤因肉瘤、母细胞性浆细胞样树突状细胞肿瘤、神经母细胞瘤、横纹肌肉瘤、原始的神经外胚层肿瘤和髓外造血等相鉴别。当肿瘤表达至少 1 个髓系标记时，就可以考虑诊断 MS。

MS 的细胞遗传学改变与其临床及组织学表现相关，患者可出现多种染色体异常，其中，t（8;21）（q22;q22）最常见于儿童患者，而 8 号染色体异倍体常见于皮肤 MS，而 inv16 则常见于腹腔 MS 患者。15% 的 MS 患者存在 *NPM1* 突变[2]，而皮肤 MS 患者中 50% 存在 *NPM1* 突变，且肿瘤细胞呈单核细胞形态[3]。

大部分研究认为 MS 预后不良，其预后通常与肿瘤部位有关。皮肤受累被认为是疾病进展、预后不良的标记。作为复发形式出现的 MS 预后差，但单独髓外复发患者比骨髓复发及骨髓和髓外同时复发的患者预后好。71%～100% 首发的 MS 会进展为急性白血病。因此，一经诊断，应尽快行系统化疗。目前针对 AML 的化疗方案被认为是 MS 的一线治疗方法，有预后不良因素或 AML 复发的 MS 患者，在巩固治疗期间可行异基因造血干细胞移植。移植后复发的患者，可以考虑供者淋巴细胞回输、免疫治疗和放射治疗等。也有使用 CD33 单抗或酪氨酸激酶抑制剂治疗有效的报道。

参考文献

[1] Swerdlow SH, Campo E, Pileri SA, et al. The 2016 revision of the World Health Organization classification of lymphoid neoplasms. Blood, 2016, 127(20): 2375-2390.

[2] Falini B, Lenze D, Hasserjian R, et al. Cytoplasmic mutated nucleophosmin (NPM) defines the molecular status of a significant fraction of myeloid sarcomas. Leukemia, 2007, 21(7): 1566-1570.

[3] Luskin MR, Huen AO, Brooks SA, et al. NPM1 mutation is associated with leukemia cutis in acute myeloid leukemia with monocytic features. Haematologica, 2015, 100(10): e412-414.

病例 39

陈浩　孙建方

【临床病史】患者，女性，36 岁，右肘部皮下结节 1 年，加重 6 个月。

【临床表现】

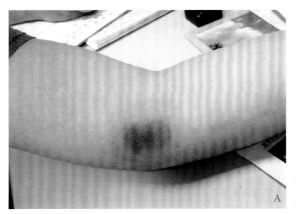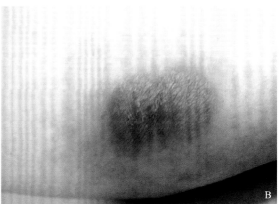

图 39.1　右侧肘外侧可见局限性红斑，结节，表面无破溃

【体格检查】未见浅表淋巴结肿大。

【实验室检查】常规检查阴性。PET-CT 显示左肘部皮下结节，SUV 值为 8.3。

【组织学表现】

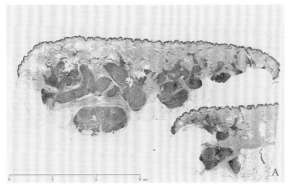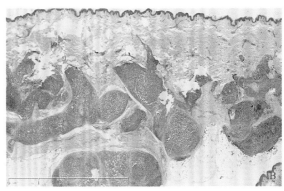

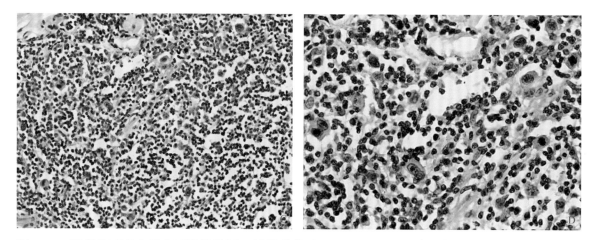

图 39.2　病变位于真皮及皮下脂肪浅层，呈结节状（A，1.25×）；图 B 为高倍镜（B，4×）；结节状病变中可见散在大细胞（C，20×）；大细胞胞质丰富嗜双色性，核大，嗜酸性大核仁，可见镜影细胞（D，40×）

> 👨‍⚕️ **您的诊断？**

【 **免疫组织化学** 】

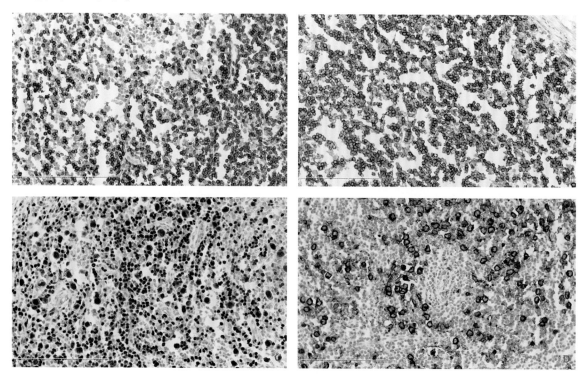

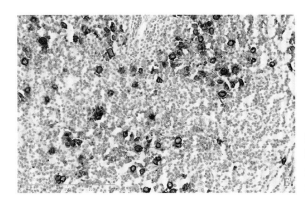

图 39.3　大细胞不表达 CD3（A，20×）、CD20（B，20×）、ALK 和 EMA；大细胞表达 Pax-5（C，20×）和 CD30（D，20×）；大细胞部分表达 CD15（E，20×）；周围的小淋巴细胞分别表达 CD3 和 CD20，而不表达 CD30 和 CD15

【诊断】原发性皮肤经典型霍奇金淋巴瘤，淋巴细胞丰富型（primary cutaneous classical hodgkin lymphoma，lymphocytic rich type）

【治疗和随访】病变完整切除后进入随访期，后失访。

【讨论】

经典型霍奇金淋巴瘤（classical Hodgkin Lymphoma，CHL）是来源于生发中心或生发中心后 B 细胞的恶性淋巴瘤。与其他大部分淋巴瘤相比，肿瘤细胞仅占病变的很少部分。90% 的 CHL 首发于淋巴结，表现为缓慢增生的无痛性包块，颈部、腋下和腹股沟是最常见的部位。CHL 原发于结外很少见，迄今为止，仅有 14 例原发于皮肤的 CHL 被报道[1]。

组织学诊断 CHL 的依据是在炎症背景中找到 Reed-Sternberg（R-S）细胞。除了经典型的 R-S 细胞外，肿瘤细胞还可呈现单核变异型、干尸细胞、陷窝型细胞和爆米花细胞。根据肿瘤细胞的形态、组织结构和反应性成分，目前 CHL 分为结节硬化型、混合细胞型、淋巴细胞丰富型和淋巴细胞消减型，后 2 者相对少见，其中淋巴细胞丰富型呈现结节性和弥漫性生长模式。

由于 CHL 形态学较为特殊，其肿瘤细胞和反应性背景细胞的免疫表型对于诊断都有意义。其中肿瘤细胞最常见的标记是 CD30 和 CD15，此外还表达 Pax-5、MUM-1、Fascin；部分或缺失表达 Oct-2 和 BOB-1；而不表达 CD45、EMA、ALK；虽然肿瘤细胞来源于生发中心或生发中心后 B 细胞，但 CD20 的阳性率为 20%～40%，且多为弱阳性表达，而 CD79a 多为阴性。

由于原发皮肤的 CHL 较为罕见，除了临床需要与结内病变累及皮肤鉴别外，组织学尚需要与多种皮肤淋巴增生性疾病相鉴别，如 DLBCL、EBV 阳性皮肤黏膜溃疡、ALCL、LyP。对于 DLBCL 来说，CHL 主要需要与 T 细胞／组织细胞丰富型大 B 细胞淋巴瘤（THRLBCL）和 EBV⁺DLBCL 鉴别，后两者均可发生于皮肤，THRLBCL 通常为弥漫增生，表现为反应性 T 细胞和组织细胞背景中少量肿瘤性 B 细胞，肿瘤细胞可呈现 R-S 细胞样，但强阳性表达 CD20、Bcl-6 和 EMA，但一般不表达 CD30 和 CD15。EBV⁺DLBCL 组织学分为大细胞和多形性亚型，常伴有地图状坏死，肿瘤细胞表达

CD20，也常表达 CD30，但 CD15 通常阴性。 EBV 阳性皮肤黏膜溃疡常见于使用免疫抑制治疗老年患者，表现为单发溃疡，停止治疗后皮损通常会愈合，组织病理学显示溃疡伴小淋巴细胞、大的非典型免疫母细胞浸润，尚可伴有浆细胞、嗜酸性粒细胞和组织细胞浸润，可见霍奇金样细胞。同 CHL 类似，EBV 阳性皮肤黏膜溃疡肿瘤细胞 PAX-5、MUM-1 和 EBER 阳性，也可表达 CD30；但 CD20 表达常下调，且不表达 CD15[2]。

ALCL 和 LyP 均表现为炎症背景下，存在数量不等的肿瘤性大细胞，且表达 CD30，与本病不同之处在于肿瘤细胞表达 T 细胞标记，但需要注意的是，ALCL 常伴有 T 细胞抗原的丢失。

由于本病少见，并没有统一的治疗方案，以前报道的病例均大多经过多药化疗或放疗，绝大多数患者预后较好，但有 3 例患者随后出现系统受累 [1]，所以长期随访非常重要。

参考文献

[1] Nicole Yun, James Coggan, Ira Miller, et al. Orbital Mucosa-Associated Lymphoid Tissue Lymphoma and Primary Cutaneous Classical Hodgkin Lymphoma: A Rare Case Report and Review of the Literature. Case Reports in Hematology, 2020, 1945058.

[2] Dojcinov SD, Venkataraman G, Raffeld M, et al. EBV positive mucocutaneous ulcer - a study of 26 cases associated with various sources of immunosuppression. Am J Surg Pathol, 2010, 34(3): 405-417.

│ **病例 40** │

陈浩

【临床病史】患者，男性，65 岁，无明显诱因全身出现红色丘疹和结节伴明显瘙痒，外院诊断为"药疹？痒疹？"对症治疗后效果不佳来我院就诊。

【临床表现】

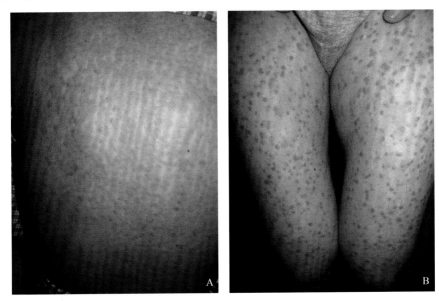

图 40.1　背部（A）和下肢（B）可见对称分布多发红色结节和丘疹，部分融合呈斑块

【体格检查】多发浅表淋巴结肿大，黄豆至蚕豆大小，质地韧。

【实验室检查】常规检查阴性。

【皮肤组织学表现】

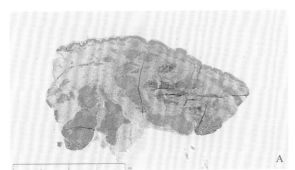

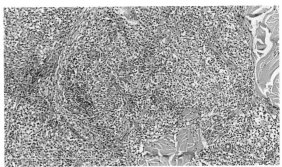

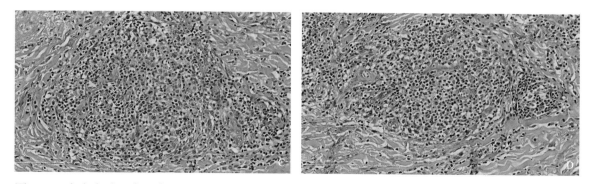

图 40.2　表皮大致正常，真皮内可见淋巴样细胞结节状增生（A，1.25×；B，10×）；结节内淋巴细胞轻度不规则，胞质透明，可见核分裂，伴较多增生的厚壁血管（C，20×；D，20×）

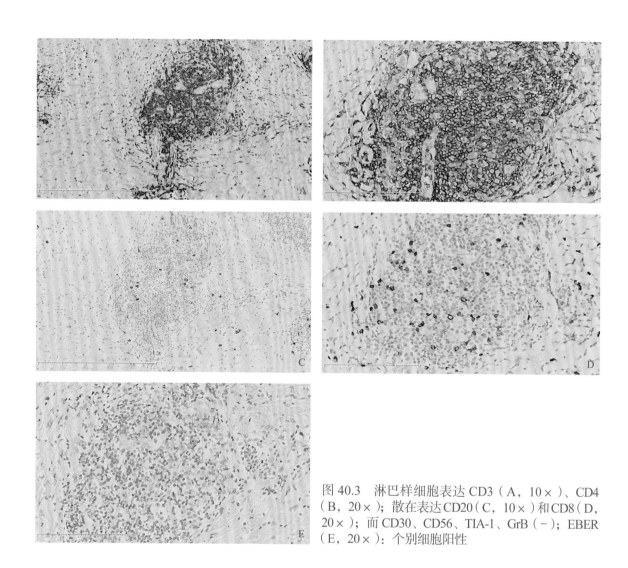

图 40.3　淋巴样细胞表达 CD3（A，10×）、CD4（B，20×）；散在表达 CD20（C，10×）和 CD8（D，20×）；而 CD30、CD56、TIA-1、GrB（-）；EBER（E，20×）：个别细胞阳性

【淋巴结活检】

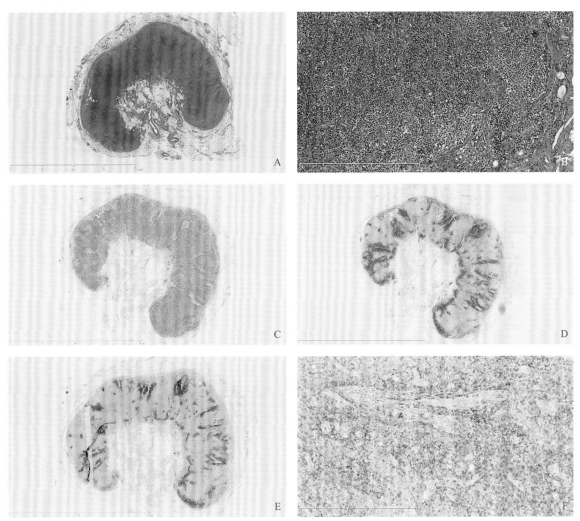

图 40.4　淋巴结结构消失（A，1.25×）；可见小淋巴样细胞增生，部分细胞胞质透明，伴较多厚壁血管增生（B，10×）；病变弥漫表达 CD3（C，1.25×）；灶状表达 CD20（D，1.25×）；CD21 显示增生但紊乱的滤泡树突网（E，1.25×）；中等大小淋巴样细胞表达 CD4（F，10×）；散在表达 CD8、CD30；CD56、TIA-1、GrB（-）；EBER：散在阳性

> 👨‍⚕️ **您的诊断?**

【诊断】血管免疫母细胞 T 细胞淋巴瘤累及皮肤（angioimmunoblastic T-cell lymphoma involving skin）

【治疗和随访】确诊后转外院行多药化疗后皮损及淋巴结消退，随访 2 年疾病未复发。

【讨论】

血管免疫母细胞 T 细胞淋巴瘤（angioimmunoblastic T cell lymphoma，AITL）是一种淋巴结内侵袭性 T 细胞淋巴瘤，约占非霍奇金淋巴瘤的 1%～2%，好发于中老年人，男性稍多见。多表现为多发淋巴结肿大，常伴有发热、肝脾肿大和免疫功能紊乱。本病可累及结外器官，约 50% 的患者有皮肤改变[1]。皮肤表现多种多样，例如斑丘疹、丘疱疹、紫癜样、荨麻疹样等，以斑疹和丘疹最为常见，常伴有瘙痒，常误诊为药疹和湿疹。皮肤改变可在疾病不同时期出现，大多先于或同时与淋巴结受累出现，少数在肿瘤复发和治疗期间出现，由于其皮损常类似炎性皮肤病，容易误诊。

皮损组织学也有多种表现，Martel 等[2] 和 Balaraman[3] 等对 92 例患者文献复习中，将其分为四种模式：①轻度浅表血管周围淋巴细胞、嗜酸性粒细胞浸润伴有毛细血管增生；②在 1 型的基础上，存在异型淋巴细胞；③深浅血管周围密集的异型淋巴细胞浸润伴有血管增生；④不伴有细胞异型的淋巴细胞血管炎。结内病变的组织学特点是胞质透明的异型 T 细胞和厚壁血管增生，在结节性浸润的病例中较容易观察到，而在其他浸润模式中较少见。AITL 累及皮肤容易漏诊的原因在于早期病变，组织学上浸润不明显，且肿瘤细胞较少；而结节性病变由于病变中常常有数量不等的 B 细胞及浆细胞浸润，容易误诊为反应性增生或者 B 细胞淋巴瘤。

ALTL 显示滤泡辅助 T 细胞表型，即表达 CD3、CD4、CD10、Bcl-6、PD-1 和 CXCL-13，而不表达 CD56 和细胞毒蛋白。但在皮损中，除了 CD3 和 CD4 常阳性外，其他指标的表达率不一[4-5]：PD-1 敏感性高于 Bcl-6 和 CXCL-13，而 CD10 最低。需要注意的是 PD-1 特异性并不高，MF 和一些炎症性皮肤病也可阳性表达[6]。EB 病毒在 AITL 发生中有一定作用，但与其他 EB 病毒相关的 NK/T 细胞淋巴瘤不一样，本病感染 EB 病毒是 B 细胞，这也是组织学中常常有 B 细胞存在的原因。但皮损中 EBV 阳性的 B 细胞检出率不如结内病变[7]，常见于浸润比较明显的结节性病变，且皮损中是否检出 EB 病毒对预后无影响[8]。

二代测序发现 AITL 存在 RHOA、IDH2、TET2 和 DNMT3A 的突变，其中 30% 的 AITL 存在 IDH2 R132K/S 突变，而 RHOA G17V 的检出率为 60%～70%。而在皮损中，两者的检出率为 19% 和 78%[6]，提示这些遗传学异常有助于诊断和治疗靶点的寻找。

如果没有详细的病史和查体，仅靠皮损组织学来明确 AITL 的诊断无疑非常困难。组织学表现为血管周围浸润时，主要需要和炎症性皮肤病鉴别，以下 4 点有助于提示诊断或提示临床进行系统检查及淋巴结活检：①老年人发生的伴有明显瘙痒的泛发性丘疹或结节性皮损；②组织学表皮病变轻微的深浅血管周围淋巴细胞为主的浸润，伴有嗜酸性粒细胞和浆细胞，血管增生常较炎性疾病明显且排列杂乱；③ CD4 阳性细胞明显多于 CD8，且 CD4 阳性细胞至少表达 1 个滤泡辅助 T 细胞

（TFH）标记；④淋巴细胞胞质透明，且有异型性。

　　组织学呈结节性浸润时常需要与原发性皮肤 CD4 阳性小 / 中多形性 T 淋巴细胞增殖性疾病（primary cutaneous CD4⁺ small/medium T-cell lymphoproliferative disorder，CD4⁺PCSM-LPD）和皮肤边缘区 B 细胞淋巴瘤鉴别。CD4⁺PCSM-LPD 也表达 CD4 和 TFH 标记，但临床多单发，头面部为主，没有系统症状，病变位于真皮中上部，呈结节或弥漫浸润，但不围绕血管，常伴有嗜毛囊改变。本病常伴有数量不一的 B 细胞和浆细胞，且浆细胞可呈轻链限制性表达，可存在 IgH 重排，需要和皮肤边缘区 B 细胞淋巴瘤（primary cutaneous marginal zone B cell lymphoma，pcMZL）鉴别。虽然有两者并发的病例 [9]，但大部分研究认为在肿瘤性 TFH 细胞和 EB 病毒作用下，造成 B 细胞克隆性增殖和浆细胞免疫球蛋白类型转换 [10-11]，而不是两个肿瘤并发，同样的情况也可在外周 T 细胞淋巴瘤中观察到 [12]。与 pcMZL 不同，本病伴克隆性浆细胞增生时，病变常位于真皮深部、没有残留的生发中心、病变中存在嗜酸粒细胞、T 细胞表达 TFH 标记，且存在 T 细胞抗原丢失。所以，如果老年人出现多发皮损，而组织学表现为克隆性浆细胞增生或 pcMZL 时，应该要排除系统性 T 细胞淋巴瘤累及皮肤的可能 [13]。

　　本病治疗较为困难，预后较差，患者常常死于免疫功能低下造成的继发感染。提示预后不良的指标有老年男性、贫血；部分研究认为皮肤受累也是预后不佳的表现。5 年生存率约 30%，中位生存时间小于 36 个月。美国国立综合癌症网络（National Comprehensive Cancer Network，NCCN）推荐 CHOP 方案为一线治疗方案，如在第一次缓解后，使用大剂量的自体干细胞治疗能提高疗效。由于本病是一种异质性疾病，特别对于不能耐受多药化疗的老年患者，也有单用皮质激素和免疫调节剂，如环孢素来治疗，疗效较好的报道。

参考文献

[1] Martel P, Laroche L, Courville P, et al. Cutaneous involvement in patients with angioimmunoblastic lymphadenopathy with dysproteinemia: a clinical, immunohistological, and molecular analysis. Arch Dermatol, 2000, 136(7): 881-886.

[2] Botros N, Cerroni L, Shawwa A, et al. Cutaneous manifestations of angioimmunoblastic T-cell lymphoma: clinical and pathological characteristics. Am J Dermatopathol, 2015, 37(4): 274-283.

[3] Balaraman B, Conley JA, Sheinbein DM. Evaluation of cutaneous angioimmunoblastic T-cell lymphoma. J Am Acad Dermatol, 2011, 65(4): 855-862.

[4] Martel P, Laroche L, Courville P, et al. Cutaneous involvement in patients

with angioimmunoblastic lymphadenopathy with dysproteinemia: a clinical, immunohistological, and molecular analysis. Arch Dermatol, 2000,136(7): 881-886.

[5] Ortonne N, Dupuis J, Plonquet A, et al. Characterization of CXCL13+ neoplastic t cells in cutaneous lesions of angioimmunoblastic T-cell lymphoma (AITL). Am J Surg Pathol, 2007, 31(7): 1068-1076.

[6] Leclaire Alirkilicarslan A, Dupuy A, Pujals A, et al. Expression of TFH Markers and Detection of RHOA p.G17V and IDH2 p.R172K/S Mutations in Cutaneous Localizations of Angioimmunoblastic T-Cell Lymphomas. Am J Surg Pathol, 2017, 41(12): 1581-1592.

[7] Brown HA, Macon WR, Kurtin PJ, et al. Cutaneous involvement by angioimmunoblastic T-cell lymphoma with remarkable heterogeneou EpsteineBarr virus expression. J Cutan Pathol, 2001, 28(8): 432-438.

[8] Lee WJ, Won KH, Choi JW, et al. Cutaneous angioimmunoblastic T-cell lymphoma: Epstein-Barr virus positivity and its effects on clinicopathologic features. J Am Acad Dermatol, 2019, 81(4): 989-997.

[9] Miyagawa F, Nakajima A, Ogawa K, et al. Composite EBV-negative marginal zone lymphoma and angioimmunoblastic T-cell lymphoma presenting as multiple subcutaneous nodules. Eur J Dermatol, 2020, 30(4): 427-429.

[10] Kaffenberger B, Haverkos B, Tyler K, et al. Extranodal Marginal Zone Lymphoma-like Presentations of Angioimmunoblastic T-Cell Lymphoma: A T-Cell Lymphoma Masquerading as a B-Cell Lymphoproliferative Disorder. Am J Dermatopathol, 2015, 37(8): 604-613.

[11] Suárez AE, Artiga MJ, Santonja C, et al. Angioimmunoblastic T-cell lymphoma with a clonal plasma cell proliferation that underwent immunoglobulin isotype switch in the skin, coinciding with cutaneous disease progression. J Cutan Pathol, 2016, 43(12): 1203-1210.

[12] Balague O, Martinez A, Colomo L, et al. Epstein-Barr virus negative clonal plasma cell proliferations and lymphomas in peripheral T-cell lymphomas: a phenomenon with distinctive clinicopathologic features. Am J Surg Pathol, 2007, 31(9): 1310-1322.

[13] Bayerl MG, Hennessy J, Ehmann WC, et al. Multiple cutaneous monoclonal B-cell proliferations as harbingers of systemic angioimmunoblastic T-cell lymphoma. JC Pathol, 2010, 37(7): 777-786.

| 病例 41 |

陈浩

【临床病史】患者，女性，49 岁，躯干多发丘疹和结节 4 个月。

【既往病史】2 年前，左颈部淋巴结增大，外院病理诊断为血管免疫母细胞 T 细胞淋巴瘤。接受 6 次 CHOP 治疗后达到完全缓解（CR）。随访 21 个月病情稳定，近 4 个月，躯干出现多发丘疹和结节，皮损活检诊断为不典型增生后予泼尼松每日 30 mg 治疗 3 周，大部分皮损消退，前胸皮损未消失，2 个月后增大呈结节，再次行活检。

【临床表现】

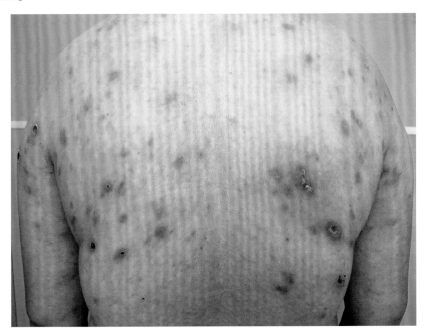

图 41.1　背部可见多发红斑、结节，部分破溃和结痂

【体格检查】未见浅表淋巴结肿大。

【实验室检查】常规检查阴性，PET-CT 阴性。

【淋巴结组织学表现】

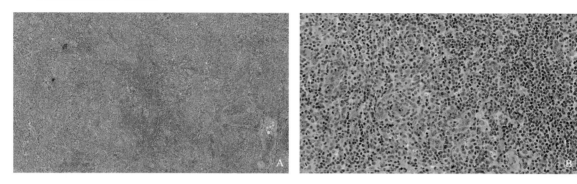

图 41.2 淋巴结结构紊乱，可见较多具有高内皮细胞的血管增生（A，2×）；副皮质区可见轻度不规则的小细胞增生，胞质透明（B，4×）

【第一次皮肤组织学表现】

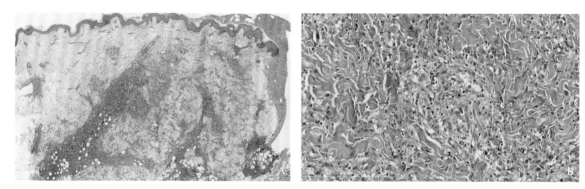

图 41.3 真皮内可见淋巴样细胞呈结节状浸润（A，2.5×）；高倍镜可见散在大细胞（B，20×）

【第二次皮肤组织学表现】

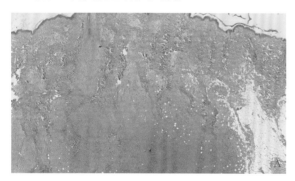
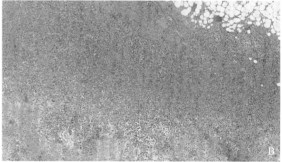

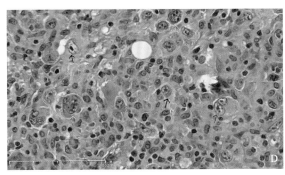

图 41.4　真皮内见淋巴细胞结节状浸润（A，2.5×）；真皮内可见肿瘤细胞弥漫浸润（B，4×）；可见散在多形性细胞，部分类似霍奇金细胞或间变大细胞（C，10×）；高倍镜显示肿瘤细胞（D，20×）

> 👤 **您的诊断?**

【第一次皮肤组织免疫组织化学】

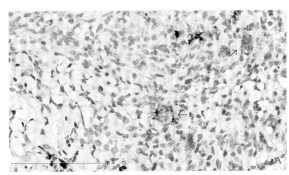
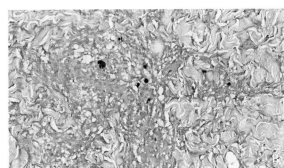

图 41.5　中等细胞及小细胞表达 CD3 和 CD4，但不表达 CD10、CD20、PD-1、CXCL-13 和 CD30。大细胞弱阳性表达 CD20（A，20×）和 CD30；EBER 阳性（B，20×）

【第二次皮肤组织免疫组织化学】

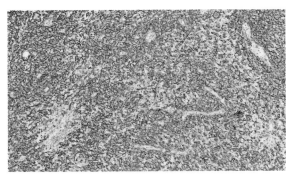
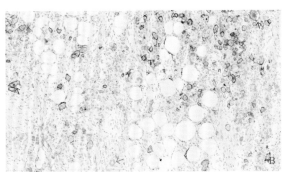

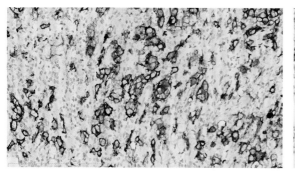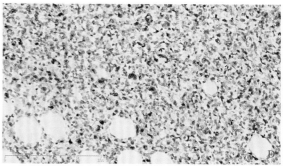

图 41.6 中等大小细胞及部分多形性大细胞均表达 CD20（A，10×）、CD79a、Bcl-2、Bcl-6 和 MUM-1；而不表达 CD3、CD5 和 CD10；部分大细胞表达 CD20 程度不一（B，10×）；大细胞表达 CD30（C，20×）；中等大小细胞及多形性大细胞 EBER 均阳性（D，20×）

【诊断】淋巴结血管免疫母细胞 T 细胞淋巴瘤继发皮肤 EBV 相关的弥漫大 B 细胞淋巴瘤（cutaneous Epstein-Barr virus-associated diffuse large B-cell lymphoma secondary to angioimmunoblastic T-cell lymphoma）

【诊断后实验室检查】常规检查阴性，PET-CT 显示多发淋巴结大，多发皮下高代谢灶。

【治疗和随访】4 个疗程的 CHOP 治疗后皮损消退，但 5 个月后患者死于外周血三系下降后侵袭性肺部真菌感染。

【讨论】

同一个患者发生两种淋巴瘤较为少见，两者可以同时发生，也可先后发生，在这些少见的病例中，血管免疫母细胞 T 细胞淋巴瘤（angioimmunoblastic T-cell lymphoma，AITL）和弥漫大 B 细胞淋巴瘤（diffuse large B-cell lymphoma，DLBCL）分别是最常见的 T 细胞和 B 细胞淋巴瘤。

大多数 AITL 都存在散在的 EBV[+]B 细胞，这可能表明其存在潜在的免疫功能缺陷。这些患者接受化疗后，EBV 可能被激活，从而出现 B 细胞增生，甚至克隆性增殖，甚至转化成为 DLBCL[1]。增生的 B 细胞形态可以类似经典霍奇金淋巴瘤中 RS（Hodgkin/Reed-Sternberg-like，HRS-L）细胞[2]，继发的 DLBCL 出现 HRS-L 细胞的比例较高，其 EBER 阳性率也较高。本例患者两次皮肤活检分别呈现 EBV[+]B 细胞增生和 EBV[+]DLBCL 的改变，也符合这种理论，虽然 EBV 在 B 细胞增生及增殖中具体的作用机制尚未明确。

AITL 患者常常有皮肤表现，可以分为特异性和非特异性改变，其常见的组织学形态为 4 种[3]。本例第一次皮肤活检的组织学模式与既往报道不同，但遗憾的是没有做 TCR 重排，不能证实是否存在 AITL；两次活检中，均可发现 EBV[+] 的 B 细胞呈 HRS-L 改变，这是首次在继发于 AITL 的皮肤病变中被观察到。

继发于 AITL 的 DLBCL 最常见于淋巴结，但也可发生于结外，如皮肤等[4]，发生于结外的患者通常预后相对较差[4]。

参考文献

[1] Hoffmann JC, Chisholm KM, Cherry A, et al. An analysis of MYC and EBV in diffuse large B-cell lymphomas associated with angioimmunoblastic T-cell lymphoma and peripheral T-cell lymphoma not otherwise specified. Hum Pathol, 2016, 48: 9-17.

[2] Nicolae A, Pittaluga S, Venkataraman G, et al. Peripheral T-cell lymphomas of follicular T-helper cell derivation with Hodgkin/Reed-Sternberg cells of B-cell lineage: both EBV-positive and EBV-negative variants exists. Am J Surg Pathol, 2013, 37(6): 816-826.

[3] Martel P, Laroche L, Courville P. Cutaneous involvement in patients with angioimmunoblastic lymphadenopathy with dysproteinemia: a clinical, immunohistological, and molecular analysis. Arch Dermatol, 2000, 136(7): 881-886.

[4] Chen H, Xue YN, Xin CM, et al. Secondary Cutaneous Epstein-Barr Virus-associated Diffuse Large B-cell Lymphoma with Hodgkin/Reed-Sternberg-like Cells in a Patient with Angioimmunoblastic T-cell Lymphoma. Acta Derm Venereol, 2018, (10): 981-982.

病例 42

陈浩　曾学思

【临床病史】患者，男性，43 岁，躯干、四肢多发丘疹伴盗汗 6 个月。

【临床表现】

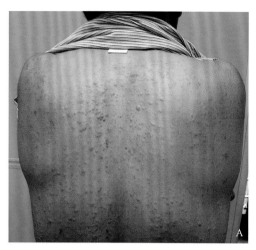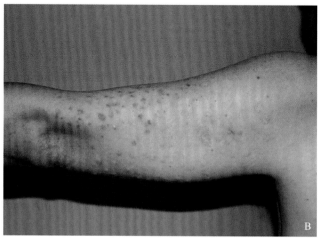

图 42.1　躯干（A）和上肢（B）可见多发肤色或紫红色丘疹、结节，无破溃

【体格检查】双腋下颈部可触及多发肿大淋巴结。

【实验室检查】血常规：WBC $49.6 \times 10^9/L$，L 87%；尿 RBC：++；肝肾功能（−）。

【组织学表现】

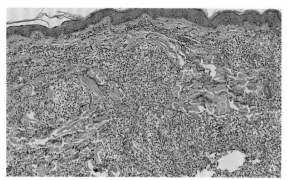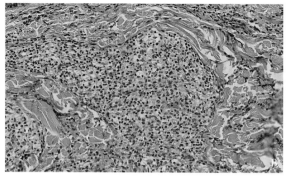

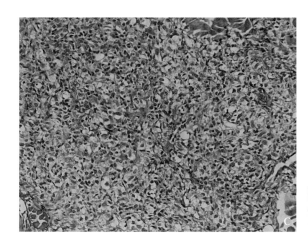

图 42.2　病变位于真皮全层，呈多结节状或弥漫分布（A，4×）；细胞中等大小，不规则（B，10×）；高倍镜（C，20×）

> 👤 **您的诊断？**

【免疫组织化学】

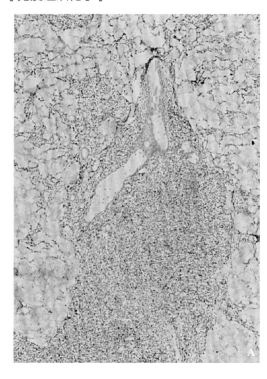

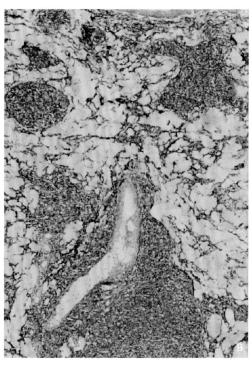

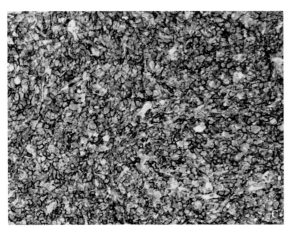
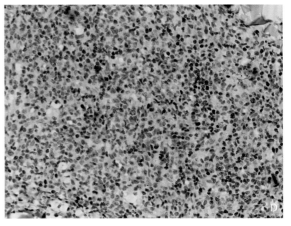

图 42.3　淋巴细胞不表达 CD3（A，10×）、CD5、CD10、Bcl-6、CD21 和 CD23；表达 CD20（B，10×；C，20×）、CD79a、Bcl-2 和 MUM-1（D，20×）；Ki67：阳性细胞约 60%

【补充检查】外周血流式细胞检测：符合慢性 B 淋巴细胞增殖性疾病。

骨髓涂片：淋巴细胞比例占 90%，幼稚细胞：5%。

胸腹 CT：双侧腋下、颈部多个淋巴结影，脾稍大。

【诊断】符合慢性淋巴细胞白血病伴弥漫大 B 细胞淋巴瘤转化（chronic lymphocytic leukemia with diffuse large B cell lymphoma transformation）（Richter 综合征）

【治疗和随访】明确诊断后，患者到血液科进行治疗，行 R-EPOCH 方法化疗，3 年后随访，病情稳定。

【讨论】

Richter 综合征（Richter syndrome，RS）是指慢性淋巴细胞白血病 / 小淋巴细胞淋巴瘤（chronic lymphocytic leukaemia/small lymphocytic lymphoma，CLL/SLL）患者发生高级别淋巴瘤，在 1928 年由 Maurice Richter 首次报道，发病机制尚不清楚。在 CLL/SLL 患者中，RS 的发生率为 3%～10%，临床患者常出现 B 症状，淋巴结明显地快速增大和 LDH 的突然升高。提示患者病情进展，中位生存时间为 8 个月 [1-2]。大部分 RS 发生于淋巴结和骨髓，但也可以发生在结外，如胃肠道、肺部和中枢神经系统及皮肤。其中发生在皮肤的 RS 仅有不到 20 例，皮损多样化，可单发亦可多发，形态从丘疹到肿瘤均可见。发生在皮肤的 RS 较发生在皮肤外的 RS 预后更好 [3]。

组织学上，RS 分为两种亚型，DLBCL 和霍奇金（HL）亚型，其中 DLBCL 亚型约 90%，肿瘤细胞由成片状的中心母细胞和免疫母细胞构成，细胞常表达生发中心后 B 细胞表型，少数病例表达生发中心来源 B 细胞表型，而表达 CLL/SLL 的标记 CD5 和 CD23 的比例分别是 30% 和 15%[4]。基于 IGH 的重排结果发现，约 80% 的患者的 DLBCL 和 CLL/SLL 具有克隆相关性，而且预后较差，而克隆无相关性的患者中位生存时间与普通型 DLBCL 患者类似。

HL 亚型组织学表现为炎症背景下可见表达 CD30$^+$CD15$^+$CD20$^-$ 的 Reed-Sternberg 细胞，仅占 RS 的 5%～10%。仅有部分病例和既往的 CLL/SLL 有克隆相关性，大部分病例没有相关性，且和 EBV 相关。

本病预后很差，中位生存时间是 8 个月，DLBCL 亚型的预后较 HL 亚型差，且 EBV 阳性患者较阴性患者差，多因素分析显示淋巴结大于 3 cm、表达 CD38 和存在 IGH V4-39 重排是预后不良的指标。本病没有标准治疗方案，多药化疗后异体干细胞移植可使患者 3 年的生存率达到 75%[2]。

参考文献

[1] Parikh SA, Rabe KG, Call TG, et al. Diffuse large B-celllymphoma (Richter syndrome) inpatients with chronic lymphocytic leukaemia (CLL): a cohort study of newly diagnosed patients. Br J Haematol, 2013, 162(6): 774-782.

[2] Tsimberidou AM, O'Brien S, Khouri I et al. Clinical outcomes and prognostic factors in patients with Richter's syndrome treated with chemotherapy or chemoimmunotherapy with or without stem-cell transplantation. J Clin Oncol, 2006, 24(15): 2343-2351.

[3] J Kluk, M Moonim, A Duran, et al. Cutaneous Richter syndrome: a better place to transform? British Journal of Dermatology, 2015, 172(2): 513-521.

[4] Mao Z, Quintanilla-Martinez L, Raffeld M, et al. IgVH mutational status and clonality analysis of Richter's transformation: diffuse large B-cell lymphoma and Hodgkin lymphoma in association with B-cell chronic lymphocytic leukemia (B-CLL) represent 2 different pathways of disease evolution. Am J Surg Pathol, 2007, 31(10): 1605-1614.

病例 43

徐聪聪　陈浩

【临床病史】患者，男性，5 岁，躯干、四肢无症状暗红斑、斑块及破溃 3 年余，无自觉症状，既往反复上呼吸道感染史，浅表淋巴结未触及。

【临床表现】

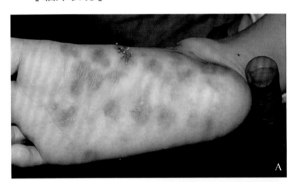

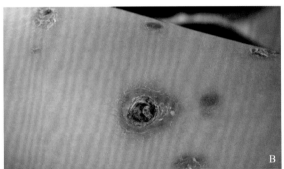

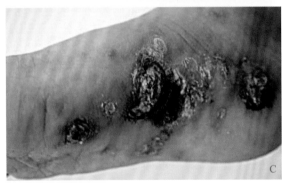

图 43.1　足底多发暗红斑和斑块（A），四肢（B）及足底（C）可见溃疡结痂性皮损

【组织学表现】

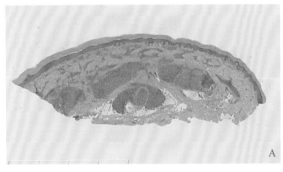

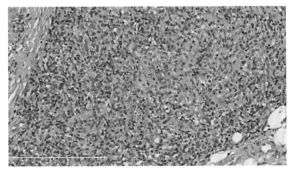

图 43.2　角化过度，真皮血管及附属器周围淋巴样细胞结节状浸润，累及皮下脂肪，未见明显基底层液化变性（A，5×）；淋巴细胞轻度不规则，可见组织细胞（B，10×）

【免疫组织化学】

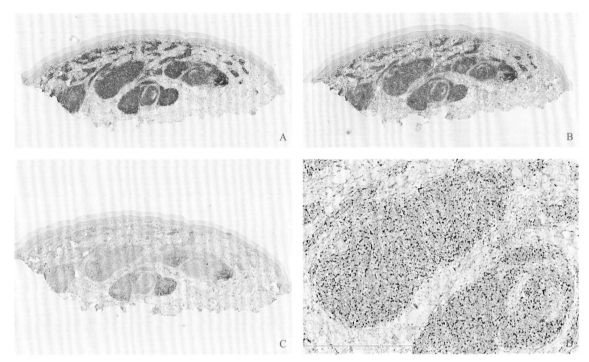

图 43.3　浸润细胞表达 CD3（A，5×）和 CD68（B，5×）；CD20（C，5×）散在阳性；CD30、CD56 阴性；ki-67 阳性细胞约 40%（D，10×）；EBER：阴性

> 👨 您的诊断?
> ....

【实验室检查】血 IgA：0.06 g/L，IgG、IgM、IgE（-）；全血 EBV-DNA 载量：1.3×10⁴/ml；血浆 EBV-DNA 载量（-）；骨髓活检大致正常；外周血淋巴细胞分群见表 43.1。

全外显子测序：11 号染色体 *RAG1* 基因复合杂合突变及家系图（图 43.4）。

表 43.1　淋巴细胞分群

细胞群	结果	正常数值
CD3⁺	25%	55%~82%
CD3⁺CD4⁺	16%	27%~57%
CD3⁺CD8⁺	4%	14%~34%
CD3⁻CD19⁺	4%	10%~29%
CD3⁻CD56⁺	60%	10%~40%

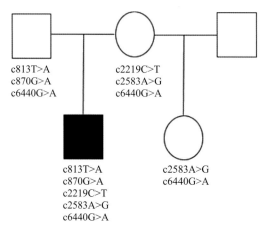

c813T>A
c870G>A
c6440G>A

c2219C>T
c2583A>G
c6440G>A

c813T>A
c870G>A
c2219C>T
c2583A>G
c6440G>A

c2583A>G
c6440G>A

图 43.4　患者及家属全外显子测序结果

【诊断】重症联合免疫缺陷病相关皮肤淋巴组织增殖性疾病（cutaneous lymphoproliferative diseases associated with severe combined immune-deficiency）

【治疗和随访】异体干细胞移植后，皮损消退，溃疡愈合（图 43.5），目前随访中。

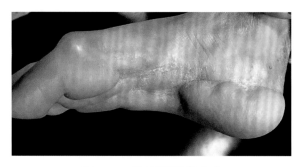

图 43.5　治疗后溃疡愈合

【讨论】

原发性免疫缺陷病（primary immuno-deficiency disease，PID）是一组临床综合征，其特征在于由基因突变引起的免疫器官、免疫细胞或免疫分子缺乏，临床患者易患感染、肿瘤、自身免疫性疾病、过敏性疾病、自身炎症性疾病等。2019 年分类标准共纳入 430 种疾病，分为 10 大类：①联合免疫缺陷病，②伴有典型症状的免疫缺陷综合征，③抗体免疫缺陷病，④免疫失调性疾病，⑤吞噬细胞缺陷，⑥天然免疫缺陷，⑦自身炎症性疾病，⑧补体缺陷，⑨单基因骨髓衰竭综合征，⑩拟表型免疫疾病[1]。

重症联合免疫缺陷病（severe combined immune-deficiency，SCID）在 PID 中相对常见，儿童发病率为 1/100 000～1/58 000[2]。患者同时存在细胞和体液免疫的严重缺陷。根据缺陷的淋巴细胞亚群，SCID 可分为 4 组，即 T⁻B⁻NK⁺、T⁻B⁺ NK⁻、TB⁻NK⁺ 和 TB⁻NK⁻。SCID 可由各种基因缺陷或异常引起，例如 *IL2RG*（19%）、*RAG1*（15%）、*IL7R*（12%）和 *ADA*（11%）[3]。*RAG* 位于人类 11p13 染色体上，由 2 个相邻基因 *RAG1* 和 *RAG2* 组成。*RAG1* 中的突变会导致原发性免疫缺陷，最常见的是 TB⁻NK⁺ 表型 SCID[4]。SCID 可以出生后发病，也可发生在儿童期及成人期。

SCID 的皮肤症状主要包括湿疹性病变、红皮病、非感染性肉芽肿、感染和淋巴组织增殖性疾病（lymphoproliferative disease，LPD）。与 PID 相关的 LPD 可以表现为反应性增生、多形性淋巴细胞增生或淋巴瘤[5]。

本例患者临床表现类似结缔组织病，尤其是红斑狼疮，但组织学改变并不符合红斑狼疮，也可排除感染性疾病，常规检查显示免疫球蛋白低下，外周血流式检查显示 T 细胞的数目降低；全外显子检测证实是由 *RAG1* 新的复合突变引起的 SCID。经过异体干细胞移植后，患者皮损完全消退，溃疡愈合，提示早期和准确诊断，有助于患者的治疗和预后。

参考文献

[1] Tangye SG，AI-Herz W，Bousfiha A，et al. Human Inborn Errors of Immunity：2019 update on the Classification from the International Union of Immunological Societies Expert Committee. J Clin Immunol，2020，40(1)：24-64.

[2] Cirillo E, Giardino G, Gallo V, et al. Severe combined immunodeficiency--an update. Ann N Y Acad Sci, 2015, 1356: 90-106.

[3] Kwan A, Abraham RS, Currier R, et al. Newborn screening for severe combined immunodeficiency in 11 screening programs in the United States. JAMA, 2014, 312(7): 729-738.

[4] Buelow B J, Routes J M, Verbsky J W. Newborn screening for SCID: where are we now? Expert Rev Clin Immunol, 2014, 10(12): 1649-1657.

[5] Gratzinger D, Jaffe E S, Chadburn A, et al. Primary/Congenital Immunodeficiency: 2015 SH/EAHP Workshop Report-Part 5. Am J Clin Pathol, 2017, 147(2): 204-216.

病例 44

施为　陈浩

【临床病史】患者，男性，23 岁。患者 1 年前无明显诱因出现鼻部红斑和双手指端红丘疹，无自觉症状。2 个月前皮疹突然迅速增多，累及面部和手背，伴口腔溃疡。患者伴有反复咳嗽咳痰，全身乏力，无明显发热。

【既往病史】自幼体弱，易感冒，自出生起反复发热。2008 年曾患"脓胸"。2013 年发现免疫球蛋白低，诊断"先天性体液免疫缺陷"。2013 年起出现双手掌指及指指关节肿胀，考虑"反应性关节炎"。2014 年因持续低热诊断"肺结核"，抗结核治疗 1 年停药。2015 年 12 月诊断"支气管扩张"，间断抗感染治疗。

【临床表现】

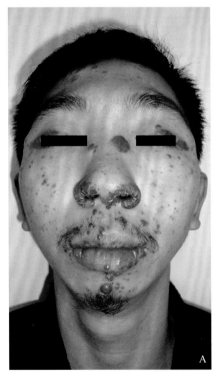
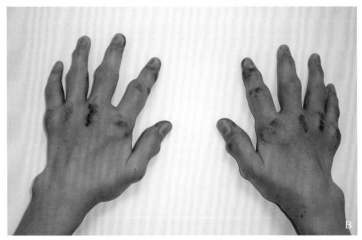

图 44.1　双上睑鼻翼，面部可见对称分布的斑块和结节性皮损（A）。双手多个关节肿胀（B），多个关节伸侧及腕关节周围可见浸润性暗红斑和丘疹及毛细血管扩张及紫癜

【手背组织学表现】

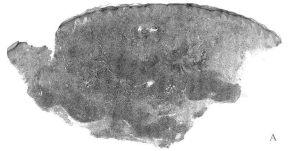

A

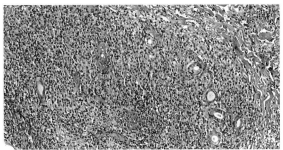

B

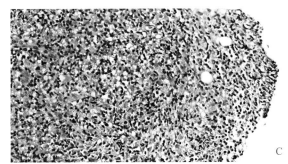

C

图 44.2　表皮轻度不规则增生，真皮及浅层脂肪层可见淋巴样细胞结节状或弥漫浸润（A，4×）。高倍镜显示淋巴样和组织样细胞呈结节状浸润（B，10×）。淋巴样细胞中等大小，轻度不规则（C，20×）

【免疫组织化学】

图 44.3　淋巴样细胞表达 CD3、CD8、TIA-1（A、B 和 C，4×）和 CD7；而 CD4（D，4×）部分阳性；CD20、CD56、CD30、TDT（﹣）；Ki-67：阳性细胞约 10%

【实验室检查】血、尿常规正常。

肝肾功能：总蛋白 57.6 g/L，球蛋白 15.8 g/L，白球比 2.6。

免疫球蛋白 IgG 1.39 g/L，IgA < 66.70 mg/L，IgM < 41.70 mg/L，CRP 43.3 mg/L。HIV、EBV、结核抗体检测阴性；ANA 谱阴性。

外周血流式分析：CD3：96.98%，CD4：21.65%（31%～60%），CD8：71.88%（13%～41%），B 细胞：0。

CT：1. 支气管扩张合并感染；2. 双下肺背段结核可能性大，请结合临床；3. 慢性支气管疾患并肺气肿，脾稍增大。

鼻内镜：鼻窦炎，鼻腔内大量脓性分泌物。鼻咽部 MRI：上颌窦、筛窦、蝶窦黏膜增厚。

淋巴结 B 超：浅表多发淋巴结肿大。

骨髓活检：增生减低，粒系和淋巴系增高，红系减低，巨核细胞及血小板分布减少，未见异常细胞。骨髓流式：T 细胞占有核细胞 14%，CD4/CD8=0.14，B 细胞占有核细胞 0.3%，未见克隆性 B 细胞。

T 细胞基因重排：TCRB、TCRG 基因重排阳性（手背及淋巴结），二代基因测序：位于 chrX-100608188 位置上的 *BTK* 基因有一个半合子突变（1902G>C）。

> 👤 **您的诊断?**

【诊断】继发于 X 连锁无丙种球蛋白血症的原发性皮肤外周 T 细胞淋巴瘤（primary cutaneous peripheral T-cell lymphoma associated X-linked agammaglobulinaemia）

【治疗和随访】

治疗予 α-IFN 300 万单位每周三次，同时每周注射丙种球蛋白 5 g。一年后复诊，原有眼睑部、鼻部、手足背斑块明显增长，面部、臀部均出现豆大均匀分布的紫红色丘疹，眼结膜充血。外周血流式 CD8：73.15%（14.0%～41%），CD4：18.08%（34.0%～70.0%），CD4/CD8：0.25（0.7～3.1），可以检测到 3% 的异型淋巴细胞。PET-CT 显示头皮、面颊、四肢、腰背部、臀部等多部位皮肤结节样增厚并糖代谢增高，多发淋巴结糖代谢升高。采取半相合造血干细胞移植。两个月后皮疹基本消退，留下色素沉着斑。两年后复诊，面部皮肤完全恢复正常，双手背色素沉着，关节活动正常，轻度梭形改变，X 线检查无骨关节病变。外周血复查 B 细胞恢复正常，血清 IgG、IgA、IgM 多次复查均正常。近两年患者很少感染，已经恢复正常的工作学习。

【讨论】

二代基因测序显示患者 *BTK* 基因有一个半合子突变（1902G>C），导致第 634 号氨基酸由色氨酸变异为半胱氨酸，该变异为错义突变，明确诊断为 X 连锁无丙种球蛋白血症（XLA）。*BTK* 突变阻碍祖 B 淋巴细胞（Pro-B）向前 B 淋巴细胞（Pre-B）的发育及分化，导致成熟 B 细胞的严重缺乏，IgG、IgA、IgM 和 IgE 全部低下，体液免疫功能严重低下，患者容易出现反复上呼吸道、消化道感染。而错义突变患者通常发病年龄晚，存活的时间更长 [1]，临床也较容易漏诊。

XLA 属于原发性免疫缺陷病（primary immunodeficiency disease，PID）。PID 患者皮损表现多种多样，最常表现为皮肤感染、湿疹样皮炎、红皮病、自身免疫性疾病血管炎相关疾病及肉芽肿性皮肤病。本例以面部为中心、呈对称分布的浸润性红斑和丘疹结节，指关节和肘关节伸侧面的红斑块非常像皮肌炎的 Gottron 征，既往有类似皮损的 XLA 患者报道 [2]。我们一例 SCID 相关的淋巴增殖性病变的患者的皮损也类似红斑狼疮 [3]，提示青少年出现结缔组织病样的皮损，排除结缔组织病后需要考虑是否存在免疫缺陷性疾病。

PID 患者的淋巴增生性病变，可为反应性增生、也可表现为多形性淋巴组织增生或淋巴瘤。既往仅有少量 XLA 患者发生淋巴瘤的报道，多为 CD8 阳性的外周 T 细胞淋巴瘤 [2, 4-6]，其中 2 例为 CD8+ 肉芽肿性 T 细胞淋巴瘤 [4-5]，1 例为 CD8+ 克隆性淋巴组织增殖性病变 [6]。有学者认为免疫缺陷患者由于长期的感染、自身抗原的反复刺激及受损的免疫球蛋白产物，是自身反应性 T 抑制细胞 / 细胞毒细胞的克隆性增生的原因 [6]。

就分类而言，本例组织病理和免疫表型符合外周 T 细胞淋巴瘤非特殊类型，鉴别诊断包括 CD8+ 蕈样肉芽肿、CD8+ 侵袭性嗜表皮原发性皮肤 T 细胞淋巴瘤（AECTCL）、皮肤 γ/δ T 细胞淋巴瘤和原发性皮肤肢端 CD8+ 淋巴瘤。根据临床皮损特征，结合组织病理及免疫组织化学，不难鉴别本病和前三者。原发性皮肤肢端 CD8+ 淋巴瘤临床病程、组织学和免疫表型与本例较为相似，不同之处在于前者常为单发皮损丘疹和小结节，本例为多发结节和斑块；前者组织学为形态单一的淋巴样细胞浸润，本例形态较为多形性，且伴有较多组织样细胞；前者病程惰性，局限于皮肤，而本例病程中出现淋巴结受累的现象。综上，本例仅符合外周 T 细胞淋巴瘤，非特殊类型。

虽然 PID 患者伴发的淋巴增殖性病变是谱系病变，也有文献报道 [6] 伴发 CD8+ 克隆性淋巴组织增殖性病变的 XLA 患者，定期补充丙种球蛋白后皮损消退，但本例予以 α-IFN 和丙种球蛋白治疗一年，皮损加重，PET-CT 显示多部位皮肤及淋巴结有代谢增高病灶，也提示本例已经进展为淋巴瘤，传统的单纯补充丙种球蛋白已经不能抑制病情的进展，尽早进行造血干细胞移植有助于病情的控制。

　　包括 XLA 在内的免疫缺陷病可伴有淋巴增殖性病变，其存在谱系改变，因为病例较少，如何界定其病变性质和治疗方法的选择，仍值得关注。

参考文献

[1] Hoshino A, Okuno Y, Migita M, et al. X-linked agammaglobulinemia associated with B-precurs or acute lymphoblastic leukemia. J Clin Immunol, 2015, 35(2):108-111.

[2] Park JY, Kim YS, Shin DH, et al. Primary cutaneous peripheral T-cell lymphoma in a patient with X-linked agammaglobulinaemia. Br J Dermatol, 2011, 164(3): 677-679.

[3] Xu CC, Chen ZM, Xiong JS, et al. Novel Compound Heterozygous Mutations in RAG1 in a Patient with Cutaneous Lymphoproliferative Disease. Acta Derm Venereol, 2019, 99(1): 105-106.

[4] Kanavaros P, Rontogianni D, Hrissovergi D, et al. Extranodal cytotoxic T-cell lymphoma in a patient with X-linked agammaglobulinaemia. Leuk Lymphoma, 2001, 42(1-2): 235-238.

[5] Gammon B, Robson A, Deonizio J, et al. CD8(+) granulomatous cutaneous T-cell lymphoma: a potential association with immunodeficiency. J Am Acad Dermatol, 2014,71(3): 555-560.

[6] Marzano AV, Berti E, Alessi E, et al. Clonal CD8 infiltration of the skin in common variable immunodeficiency: a prelymphomatous stage? J Am Acad Dermatol, 2001, 44(4): 710-713.

｜病例 45｜

陈洪晓　巴伟　陈浩

【临床病史】患者，女性，35 岁，全身紫红色及褐色丘疹、斑块、斑片伴轻度瘙痒 4 年。患者
4 年前无明显诱因腹部出现紫红色及褐色丘疹、斑片，继而左股部屈侧出现类似皮损。2 年前颈部出
现紫红色结节，皮损缓慢增大、增多，部分演变为斑块，1 年前逐渐累及全身。病程中患者自觉轻
度瘙痒，无口腔溃疡、光敏、发热、咳嗽、恶心、呕吐、体重下降等情况，有明显盗汗，一直未予
治疗。

【临床表现】

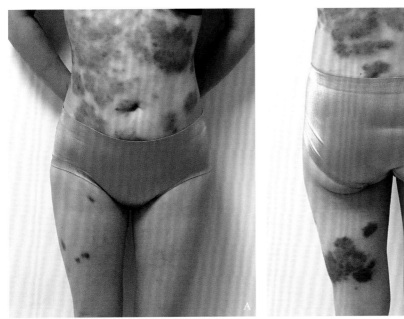
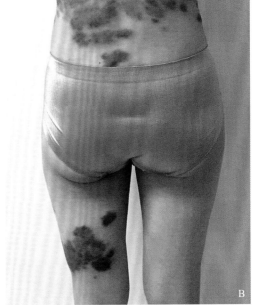

图 45.1　腹部（A）、背部及下肢（B）多发暗褐色丘疹、斑片、斑块，浸润感明显

【系统检查】颈部触及多发肿大淋巴结。

【皮肤检查】全身多发皮损，以胸背部及下肢尤甚。表现为散在分布的紫红色及褐色丘疹、斑
片、斑块，部分斑块质韧，浸润明显。皮损表面无破溃、结痂。

【组织学表现】

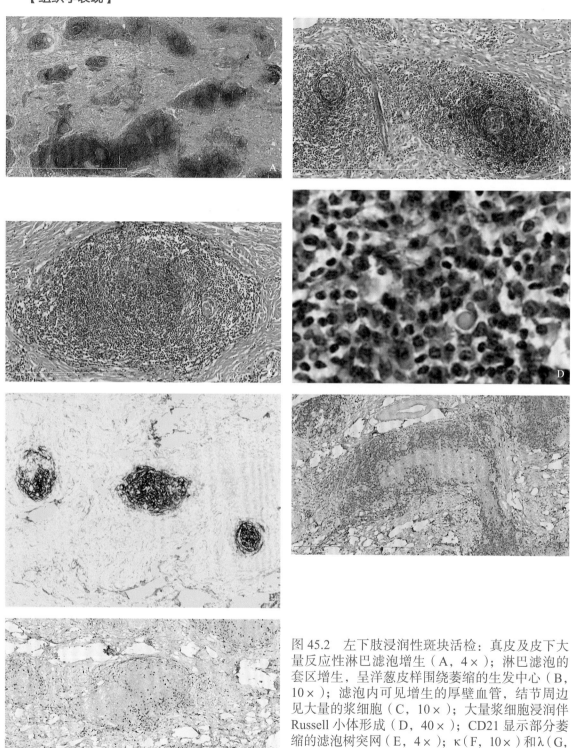

图 45.2 左下肢浸润性斑块活检：真皮及皮下大量反应性淋巴滤泡增生（A，4×）；淋巴滤泡的套区增生，呈洋葱皮样围绕萎缩的生发中心（B，10×）；滤泡内可见增生的厚壁血管，结节周边见大量的浆细胞（C，10×）；大量浆细胞浸润伴 Russell 小体形成（D，40×）；CD21 显示部分萎缩的滤泡树突网（E，4×）；κ（F，10×）和λ（G，10×）显示结节周围浆细胞免疫球蛋白轻链有限制性表达

【实验室检查】 血尿常规大致正常；ESR 104 mm/h；CRP 42.5 mg/L。

肝肾功能：总蛋白 115.4 g/L，白蛋白 26.6 g/L，球蛋白 88.8 g/L，白 / 球比：0.82。

免疫球蛋白：IgA 13.8（0.7~4）g/L，IgG 58.90（7~16）g/L，IgM 5.480（0.4~2.3）g/L。IgG1、IgG2、IgG3、IgG4 全部高于正常。

自身抗体：抗核抗体：1：1000（++），核颗粒型常规检查；anti-Ro52（+++），SSA（+++），SSB（+）。

血清蛋白电泳：白蛋白 22.8（55.8~66.1），α_1 2.8（2.9~4.9），α_2 4.5（7.1~11.8），β_1 4.3（4.7~7.2），β_2 7.9（3.2~6.5），γ 57.7（11.1~18.8）。

免疫固定电泳：阴性。血尿免疫球蛋白轻链：κ 和 λ 链均高于正常。

双肺 CT（平扫）：双肺间质性改变，双侧腋窝、纵隔内多发稍大淋巴结。右侧心膈角多发肿大淋巴结，腹膜后多发淋巴结。

骨髓涂片：增生活跃，红系、粒系及淋巴系比例正常，巨核细胞 129（7~35）个，浆细胞 5%（<2%）。

炎症因子：TNF-α 28.7（<8.1）pg/ml，IL-6 23.8（<5.9）pg/ml；IgE 153（0~60）KU/L，β_2-MG 3.9（0.7~1.8）mg/L。

> 👨‍⚕️ **您的诊断？**

【淋巴结组织表现】

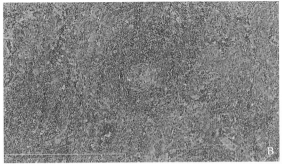

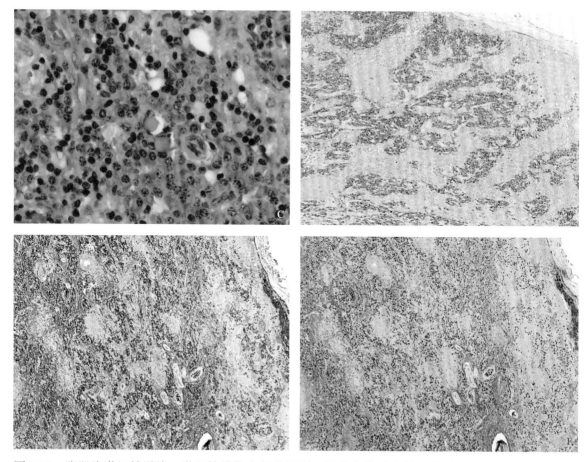

图 45.3　腹股沟淋巴结活检：淋巴结结构大部分保留，其内大量反应性滤泡增生（A，2.5×）；套区围绕萎缩的生发中心呈同心圆样排列，形成"洋葱皮"样外观，生发中心内可见血管增生，形成"棒棒糖"样改变（B，10×）；滤泡之间大量浆细胞，可见 Russell 小体（C，40×）；CD38 显示滤泡间区大量的浆细胞增生（D，10×）；κ 链（E，10×）和 λ 链（F，10×）阳性表达相当

【诊断】以皮损为首发表现的多中心 Castleman 病（cutaneous lesions as initial presentation of multicentric Castleman disease）

【治疗和随访】确诊后予以地塞米松片每周 40.5 mg，复方环磷酰胺片每周 300 mg，阿司匹林肠溶片 100 mg/d，沙利度胺片每晚 100 mg，卤米松外涂。治疗 4 个月时随访发现原发皮损变薄、整体颜色变暗，颈部皮损明显变软、趋向变平，腹部少许新发皮损。超声提示肿大的淋巴结明显缩小或正常，贫血纠正，盗汗消失，尿 κ、λ 链结果正常，除了抗核抗体谱没有改善，其他异常指标均有不同程度的改善或转为正常。目前仍在随访中。

【讨论】

Castleman 病（Castleman disease，CD）是罕见的淋巴增殖性病变，根据受累情况分为单中心型和多中心型；而根据组织学改变，CD 可以分为透明血管型、浆细胞型和混合型。

多中心 CD（multicentric CD，MCD）通常表现为多发淋巴结肿大伴浆膜腔积液，全血细胞减少，肝、肾功能及广泛的实验室检查异常。MCD 的皮肤表现少见，可表现为黄色肉芽肿、色素沉着、樱桃血管瘤病、副肿瘤性天疱疮（PNP）和 Kaposi 肉瘤等[1-2]。本例以多发性深棕色斑块为首发症状的 MCD 既往没有报道。

MCD 包括 3 种亚型，即 HHV8 相关 MCD、POEMS 综合征相关 MCD 和特发性 MCD（iMCD），三者组织学改变类似，但发病机制、临床表现、治疗和预后却不尽相同[3]。其中 iMCD 可进一步分为 iMCD-TAFRO（iMCD 伴随血小板减少、腹水、网状纤维化、肾功能不全、器官肥大）和 iMCD-NOS（iMCD- 非特指）。本例 HIV 抗体检查和 HHV-8 染色均为阴性，同时与 POEMS 和 TAFRO 综合征伴发的评估也为阴性。因此，被归类为 iMCD- 非特指。

由于本病临床表现繁杂，故而需要与多种自身免疫性疾病，如类风湿性关节炎（RA）、系统性红斑狼疮（SLE），皮肤和系统性浆细胞增多症（C/SP），梅毒和原发性皮肤边缘区 B 细胞淋巴瘤（PCMZL）鉴别。本病临床及组织学表现不难与 RA 和 SLE 鉴别。原发性皮肤边缘区 B 细胞淋巴瘤临床常为局限性斑块结节，组织学可以表现为血管周围浆细胞浸润，病变中也有残留的正常生发中心；生发中心周边除了浆细胞，尚可见淋巴浆样细胞浸润，且浆细胞多存在轻链的限制性表达；虽然本例皮损组织学类似 PCMZL，也存在轻链的限制性表达，但组织学上残留的滤泡均呈萎缩性较为少见，结合淋巴结改变及临床表现可以鉴别。

皮肤和系统性浆细胞增多症（C/SP）较为罕见，临床表现为多发的紫红色斑片和斑块、伴多克隆高丙种球蛋白血症和浅表淋巴结肿大；组织学表现为血管周围多克隆浆细胞浸润[4-5]。从皮损的角度，本病与 C/SP 几乎无法区别，仅是后者皮损相对较少，融合成片较少，浸润感也不显著，而且既往文献报道 C/SP 和 MCD 之间存在组织学的重叠[4, 6-8]。我们也在 C/SP 观察到类似的实验室指标的改变[7]，所以有理由认为 C/SP 是 MCD 早期的皮肤改变。当然，仍需要对更多的病例进行观察。

MCD 患者的治疗应基于疾病的严重程度。对于 MCD 的治疗有专家共识可供参考[9]。但针对皮损的治疗没有标准方案，本例经联合地塞米松、环磷酰胺、阿司匹林和沙利度胺治疗后，多发性淋巴结病变消退，皮损有所减轻。

参考文献

[1] Kim HJ, Han JH, Bang CH, et al. Cutaneous Disorders Associated with Castleman's Disease. Acta Derm Venereol, 2019, 99(11): 984-989.

[2] Dispenzieri A. Castleman disease. Cancer Treat Res, 2008,142: 293-330.

[3] Dispenzieri A, Fajgenbaum DC. Overview of Castleman disease. Blood, 2020, 135(16): 1353-1364.

[4] Cheng RH, Yu H, Li M, et al. Cutaneous and systemic plasmacytosis. Chin Med J (Engl), 2012, 125(22): 4156-4157.

[5] Tada Y, Komine M, Suzuki S, et al. Plasmacytosis: systemic or cutaneous, are they distinct? Acta Derm Venereol, 2000, 80(3): 233-235.

[6] Haque M, Hou JS, Hisamichi K, et al. Cutaneous and systemic plasmacytosis vs. cutaneous plasmacytic castleman disease: review and speculations about pathogenesis. Clin Lymphoma Myeloma Leuk, 2011, 11(6): 453-461.

[7] Chen H, Xue Y, Jiang Y, et al. Cutaneous and systemic plasmacytosis showing histopathologic features as mixed-type Castleman disease: a case report. Am J Dermatopathol, 2012, 34(5): 553-556.

[8] Kayasut K, Le Tourneau A, Rio B, et al. Are multicentric Castleman's disease with cutaneous plasmacytosis and systemic plasmacytosis the same entity? Histopathology, 2006, 49(5): 557-558.

[9] van Rhee F, Voorhees P, Dispenzieri A, et al. International, evidence-based consensus treatment guidelines for idiopathic multicentric Castleman disease. Blood, 2018, 132(20): 2115-2124.

病例 46

陈浩

【临床病史】患者，女性，53 岁，3 年前，无明显诱因出现皮肤瘙痒，但无明显皮损。外院就诊发现外周血淋巴细胞计数明显增高，同时伴有骨髓异常和左颈部淋巴结肿大，未治疗。2 年前，皮肤瘙痒加重伴红斑和斑块。外院诊断为慢性淋巴细胞白血病（Binet 分期 A，Rai 分期 III 期），予 FCR（氟达拉滨 + 环磷酰胺 + 利妥昔单抗）方案治疗后病情缓解，皮损消退。目前口服伊布替尼维持治疗，1 个月前皮损再发，血液科评估未见肿瘤复发来我院就诊。

【临床表现】

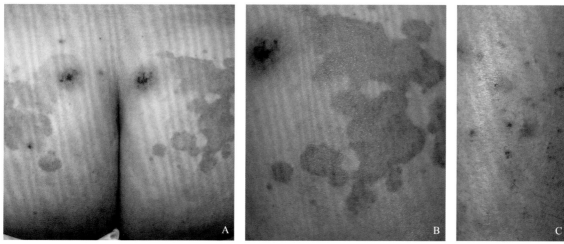
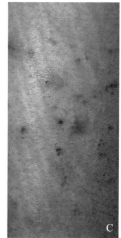

图 46.1　双侧臀部可见对称分布水肿性红斑，边缘隆起（A 和 B）；大腿可见多发水肿性丘疹、结节和抓痕结痂（C）

【系统检查】未触及肿大浅表淋巴结。

【皮肤检查】臀部、四肢可见多发水肿性红斑、丘疹、结节，大部分丘疹被抓破。

【实验室检查】血常规：WBC $3.78 \times 10^9/L$，其余（–）；尿常规（–）；肝肾功能：LDH 260 U/L，其余（–）。

【组织学表现】

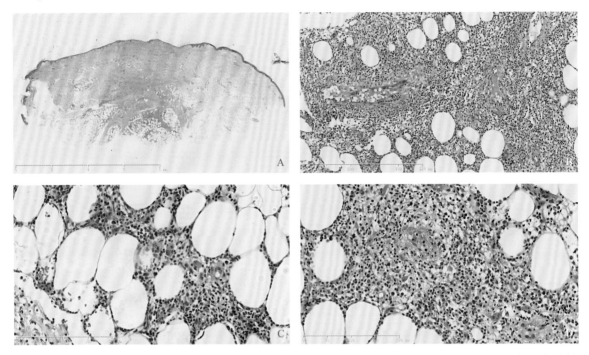

图 46.2 左下肢浸润性结节活检：病变在真皮及皮下脂肪内呈楔形分布（A，0.75×）；皮下脂肪的血管周可见密集的淋巴细胞和嗜酸性粒细胞浸润（B，10×）；高倍镜显示淋巴样细胞中等大小，伴较多成熟嗜酸性粒细胞（C 和 D，20×）

> 👤 您的诊断?

【免疫组织化学】

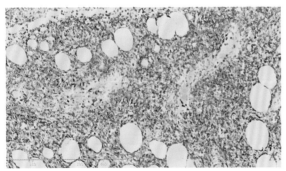
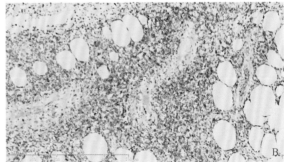

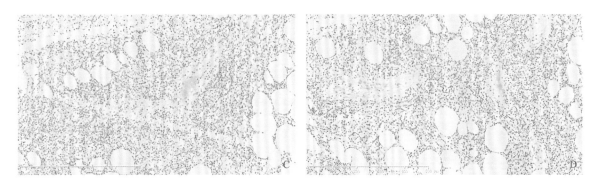

图 46.3　淋巴样细胞表达 CD3（A，10×）、CD5（B，10×）和 CD43；而不表达 CD20（C，10×）、CD23（D，10×）、PAX-5、CD10、CD30、Bcl-6、cyclin-D1；EBER：阴性；Ki67 阳性细胞约 30%

【诊断】慢性淋巴细胞白血病伴发的蚊虫叮咬样反应（chronic lymphocytic leukemia with an insect-bite-like reaction）

【治疗和随访】给予激素软膏和普瑞巴林治疗后，皮损有好转。1 年半后皮损再次加重，血液科复查发现本病复发。参加 Bcl-2 抑制剂临床试验 6 个月后，本病控制不佳后，使用泽布替尼联合 Epoch 治疗，目前仍在治疗和随访中。

【讨论】

蚊虫叮咬样反应（insect bite-like reaction，IBLR）是 1965 年 Weed 在慢性淋巴细胞白血病（chronic lymphocytic leukaemia，CLL）患者中观察到，而被 Barzilai 等命名的。IBLR 也可发生于套细胞淋巴瘤、淋巴母细胞淋巴瘤患者。由于组织学常伴有较多反应性 T 细胞和嗜酸性粒细胞，所以也有学者将其命名为 "eosinophilic dermatosis of hematologic malignancy" 和 "T-cell papulosis associated with B-cell malignancy"。虽然，IBLR 也可以在部分疾病，如 Well 综合征和 EBV 相关的 T 细胞和 NK 细胞增殖性疾病中观察到，但发病机制似乎不完全一样[1]。

约 25% 的 CLL 会有皮损，其皮损被分为特异性和非特异性[2]。有学者将 IBLR 归为非特异性皮损[3]。完全区分特异性和非特异性皮损较为困难。虽然皮损和虫咬皮炎表现类似，但 IBLR 病变并不局限于暴露部位，临床表现和患者自觉症状更重，可反复出现浸润性结节和水疱，且患者并没有明显的季节性和虫咬病史。CLL 患者中，约 6%～8.3% 的患者会出现 IBLR，通常皮损在诊断 CLL 后出现，但也可发生于诊断之前，约有 22% 患者皮损发生和诊断 CLL 时间相近，提示对于反复发作严重虫咬样皮炎的老年患者，需要除外 CLL 的可能[4]。

IBLR 存在 3 种组织学模式：①真皮及皮下可见多形性 T 淋巴细胞和较多的嗜酸性粒细胞为主的浸润；② T 细胞为主的浸润，伴毛囊黏蛋白变性和淋巴细胞移入现象，类似毛囊性 MF；③很少的病例表现为淋巴细胞浸润伴上皮细胞肉芽肿[5]，可以见到血管炎和火焰征，免疫组织化学通常显示

CD4 阳性 T 细胞为主的浸润。近期对 37 例 IBLR 的研究发现 47% 的病例中存在不同程度的 B 细胞浸润，而在 14 例做了 IGH 重排的患者中，有 10 例存在克隆性重排，9 例与外周血肿瘤细胞具有相同克隆[5]。当肿瘤细胞较少时，FISH 有助于明确 B 细胞性质[6]。

IBLR 临床需要与虫咬皮炎鉴别，不同于后者，本病患者通常没有虫咬病史，也不局限于暴露部位；组织学上，虫咬皮炎病变常呈楔形，常伴有表皮灶状海绵水肿，真皮的浸润并不以血管周围浸润为主。本病组织学需要鉴别毛囊性 MF、LyP、大疱性类天疱疮、Well 综合征等疾病。本病虽然常常存在 CD4⁺T 细胞移入毛囊上皮及毛囊黏蛋白病，但与 MF 临床截然不同，结合 TCR 重排结果也可除外 MF。本病有时呈结节状，需要与 LyP 鉴别，但组织学上很少存在 CD30 阳性的大细胞。虽然临床常有水疱形成，但阴性的免疫荧光和疱病抗体检测有助于本病和大疱性类天鉴别。虽然都可有火焰征，但本病和 Well 综合征的临床表现不同，组织学后者病变主要位于皮下脂肪而本病则可以累及真皮。

IBLR 病因尚不清楚，部分学者认为与 CLL 本病或治疗后引起的免疫系统改变造成的嗜酸性粒细胞过度活化有关。因为有近半的病例皮损中存在 B 细胞的增生，有学者认为由于肿瘤性 B 细胞存在归巢特性，造成 T 细胞的活化和增生。

IBLR 没有标准的治疗方案，有效的治疗是口服或外用激素，氨苯砜和免疫球蛋白。部分患者皮损会缓解。由于皮损中可能存在肿瘤性 B 细胞，而且部分持续不退皮损的组织学符合皮肤白血病改变，根据最近的 CLL 的国际合作组的建议，IBLR 应该按照 CLL 有进展进行治疗，而不仅仅只针对皮损进行治疗[7]。

参考文献

[1] Tatsuno K, Fujiyama T, Matsuoka H, et. al. Clinical categories of exaggerated skin reactions to mosquito bites and their pathophysiology. J Dermatol Sci, 2016, 82(3): 145-152.

[2] Cerroni L, Zenahlik P, Hofler G, et al. Specific cutaneous infiltrates of B-cell chronic lymphocyticleukemia. A clinicopathologic and prognostic study of 42 patients. Am J Surg Pathol, 1996, 20(8): 1000-1010.

[3] Morozova EA, Olisova OY, Nikitin EA. Cutaneous manifestations of B-cell chronic lymphocytic leukemia. Int J Hematol, 2020, 112(4): 459-465.

[4] Bairey O, Goldschmidt N, Ruchlemer R, et al. Israeli Chronic Lymphocytic Leukemia Study Group (ICLLSG). Insect-bite-like reaction in patients with chronic lymphocytic leukemia: a study from the Israeli Chronic Lymphocytic Leukemia Study Group. Eur J Haematol, 2012, 89(6): 491-496.

[5] Visseaux L, Durlach A, Barete S, et al. T-cell papulosis associated with B-cell malignancy: a distinctive clinicopathologic entity. J Eur Acad Dermatol Venereol, 2018, 32(9): 1469-1475.

[6] Mitteldorf C, Tronnier M, Merz H, et al. Insect bite-like reactions in a patient with B-CLL: FISH analysis revealed neoplastic B-cells within the skin infiltrate. Br J Dermatol, 2012, 167(4): 944-946.

[7] Hallek M, Cheson BD, Catovsky D et al. iwCLL guidelines for diagnosis, indications for treatment, response assessment, and supportive management of CLL. Blood, 2018, 131(25): 2745-2760.

病例 47

缪秋菊　陈浩

【临床病史】患者，男性，52 岁，全身散在红色丘疹伴中央坏死 8 年，增多半年。半年前血常规示：RBC 3.73×10^{12}/L，PLT 1817×10^9/L，HGB 90 g/L。血涂片镜检示：血小板成团易见，无成堆成片现象，红细胞有破碎现象。骨髓穿刺检查示：骨髓增生明显活跃，血小板成团易见，铁幼粒红细胞< 10%。BCR-ABL1 融合基因检测阴性。诊断为缺铁性贫血和血小板增多症，予以对症治疗后，临床随访。

【临床表现】

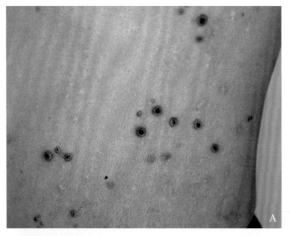
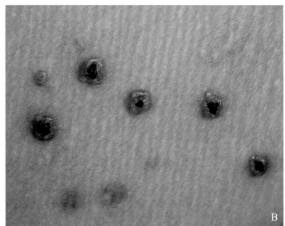
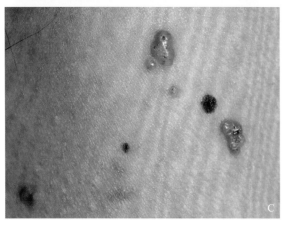

图 47.1　躯干、四肢散在大小不等红色丘疹，不融合，中央多坏死结痂，可见少数粉红色胶冻样皮损；散在色素减退和瘢痕（A～C）。

【体格检查】未触及明显浅表淋巴结肿大，无心、肺、腹异常体征，无双下肢水肿。四肢伸侧散在红色丘疹，部分伴中央坏死结痂，部分皮损可自行消退，遗留瘢痕。

【实验室检查】血常规：HGB 107 g/L，MCV 79.6 fL，MCH 25.7 pg，PLT 1371×10^9/L。

免疫学检查：IgA 0.33 g/L，IgM 4.68 g/L，抗核抗体谱阴性。

【影像学检查】颅内 MRI 阴性。胸腹 CT 平扫和增强示腹膜后多发结节灶，肝右后叶血管瘤和肝肾囊肿。

【组织学表现】

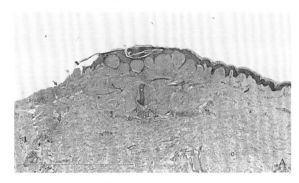
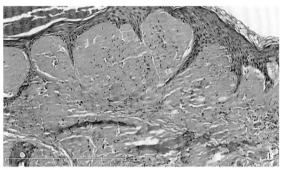

图 47.2　表皮角化过度伴角化不全，角质层内血痂，棘层增生肥厚，皮突延长，真皮浅层可见较多均一红染的无定形团块状物质沉积（A，5×），其间有裂隙和小片状出血，浅层血管周围少量淋巴细胞和个别浆细胞浸润（B，10×）

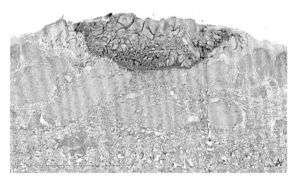
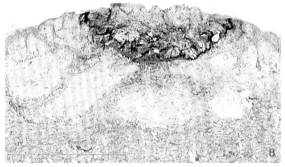

图 47.3　免疫组织化学 κ 轻链阳性（A，5×），λ 轻链阴性（B，5×）

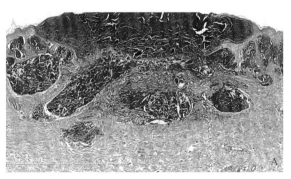
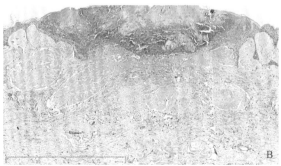

图 47.4　真皮内无定形沉积物 PAS 强阳性（A，5×）；刚果红染色镜下弱阳性（B，5×）

> 👤 **您的诊断?**

【补充检查】免疫球蛋白：IgM 6 g/L，IgA、IgG（−）；血清 M 蛋白：sFLC κ 233 mg/L，sFLC λ 14.1 mg/L（−），sFLC κ/λ 16.525；冷球蛋白：Ⅰ型冷球蛋白血症，单克隆 IgM κ 成分；β₂MG 5.9 mg/L；IL-6 15.6 pg/ml，TNF-α 26.8 pg/ml。

血清蛋白电泳：M 蛋白 5.7 g/L，M 蛋白：9.2%。

血免疫固定电泳：IgM κ 型 M 蛋白（＋），余均（−）。

尿免疫固定电泳：游离 κ 型 M 蛋白（＋），游离 λ 型 M 蛋白（−），完整 M 蛋白（−）。

骨髓涂片：巨球蛋白血症。

PET-CT：全身多发淋巴结（FDG 代谢不高），中央及外周骨髓代谢轻度增高。

血流变：全血黏度增高。

DNA 测序：*MFHAS1*、*MYD88* 突变。

【诊断】华氏巨球蛋白血症（Waldenström macroglobulinemia，WM）伴皮肤巨球蛋白血症（IPSS-WM 2 分，中危组）

【治疗和随访】RCD（利妥昔单抗、环磷酰胺和脂质体多柔比星）治疗，2 个疗程后皮损基本完全消退。

【讨论】

华氏巨球蛋白血症（WM）由 Jan Gosta Waldenström 在 1944 年命名，属于淋巴浆细胞淋巴瘤（lymphoplasmacytic lymphoma，LPL）范畴，主要特征包括骨髓淋巴浆细胞浸润和 IgM 单克隆副蛋白血症。WM 好发于老年白人男性，发病率约为 3～4 人 / 百万人年，占欧美国家淋巴瘤发病的 1%。

本病常无症状或为非特异性症状，包括乏力、疲劳、贫血和高黏滞血症；此外还可有冷球蛋白血症、神经病变、血细胞减少、淋巴结和肝脾肿大等表现 [1]。患者骨髓可见淋巴浆样 B 细胞浸润，常呈轻链限制性表达，表达 IgM、CD19、CD20、CD25、CD79a、CD45、PAX-5、TCL1 和不等量的 CD38；cyclin D1、LEF1、CD5 和 CD10 常不表达；浆细胞表达 IgM、CD38 和 CD138；而 CD56 和 CD117 阴性；Ki-67 增殖指数常较低。*MYD88 L265P* 突变可见于大多数患者（＞90%），在非 WM 型 LPL 患者中检出率较低（约 40%），可用于辅助诊断 [1]。

WM 皮肤受累罕见，可以表现为淋巴浆样细胞浸润真皮形成斑疹、丘疹和结节；或者是 IgM 沉积形成结节性、大疱性皮损；以及红斑性荨麻疹性皮肤血管炎（Schnitzler 综合征）等 [2-3]，也可出现非特异性改变，如继发于血小板功能异常和高黏滞血症的紫癜样皮损；另外，WM 还可表现为不同结构形式的副球蛋白如轻链、重链、淀粉样变、冷球蛋白和晶体蛋白等沉积病[2]。皮损可在 WM 诊断之前、同时或者之后出现[3]。

本例为结节性皮肤巨球蛋白血症，较为罕见，为 WM 的特异性皮肤表现之一，常表现为四肢伸侧、臀部和膝盖好发的肤色/粉红色丘疹，可有中央浆痂，偶有报道面颈和躯干部位的丘疹斑块结节；组织病理表现为真皮内嗜酸性无定形均质样物质沉积，其 PAS 强阳性，IgM 阳性，而刚果红/结晶紫阴性。本例光镜下刚果红弱阳性，但偏振光镜检阴性，和既往报道类似[4]，可符合诊断。

WM 常为惰性病程，19%～28% 患者可无症状，中位持续时间 5～10 年，可暂不予药物治疗。有症状患者基于年龄、$β_2$ 微球蛋白和血红蛋白含量、血小板计数、IgM 水平进行 IPSS 评分评估病情指导治疗。使用 CD20 单抗的联合化疗是目前的一线治疗，也可联用酪氨酸激酶（BTK）抑制剂维持治疗[5]。

参考文献

[1] Wang W, Lin P. Lymphoplasmacytic lymphoma and Waldenström macroglobulinaemia: clinicopathological features and differential diagnosis. Pathology, 2020, 52(1): 6-14.

[2] Alegría-Landa V, Cerroni L, Kutzner H, et al. Paraprotein deposits in the skin. J Am Acad Dermatol, 2017, 77(6): 1145-1158.

[3] Hassab-El-Naby HMM, El-Khalawany M, Rageh MA. Cutaneous macroglobulinosis with Waldenström macroglobulinemia. JAAD Case Rep, 2020, 6(8): 771-775.

[4] Fayne R, Rosenberg M, White K, et al. Disseminated cutaneous immunoglobulin M macroglobulinosis associated with cryoglobulinemia and minimal residual disease of Waldenström macroglobulinemia. JAAD Case Rep, 2019, 5(10): 918-922.

[5] Dimopoulos MA, Kastritis E. How I treat Waldenström macroglobulinemia. Blood, 2019, 134(23): 2022-2035.

病例 48

朱静　陈浩

【临床病史】患者，男性，65 岁，半个月前躯干、四肢出现皮疹，伴有瘙痒。10 天前出现牙痛，至当地诊所就诊。输液 3 天后缓解，具体用药不详。1 周前，皮疹逐渐增多、加重，并出现腹痛、腹泻，当地诊所抗生素治疗（氨苄西林 + 左氧氟沙星，头孢拉定 + 阿米卡星），皮疹仍加重。4 天前至县人民医院就诊，给予头孢呋辛 + 甲泼尼龙治疗，皮疹仍没有缓解，伴有发热，最高体温 38.5℃，伴恶心呕吐。

【临床表现】

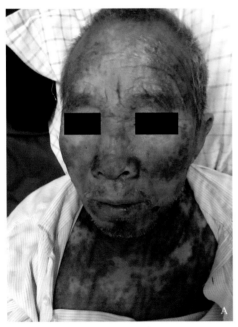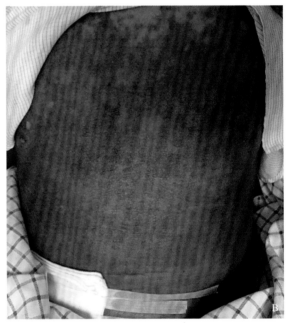

图 48.1　面部（A）、躯干四肢（B）弥漫红斑

【系统检查】颈部浅表淋巴结可触及轻度肿大，肝脾未及。

【实验室检查】血常规：WBC 34.07×10^9/L，N 58.3%，L 13%，异型淋巴细胞 18%；外周血涂片示：异型淋巴细胞 4%。

生化常规：ALB 28.7 g/L，CRP 33.8 mg/L，铁蛋白及 LDH（-）。

【影像学检查】CT 示：胸腔少量积液，多发肿大淋巴结；脾大，盆腔积液，两侧腹股沟淋巴结肿大。

【组织学表现】

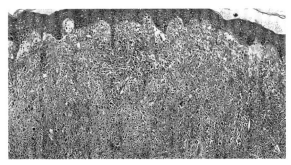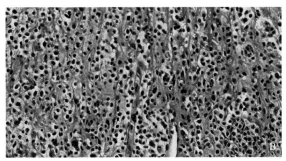

图 48.2 真皮浅中层弥漫淋巴细胞浸润，真皮乳头高度水肿，可见部分淋巴细胞进表皮（A，10×）；淋巴细胞核大、深染，有异型（B，40×）

【免疫组织化学】

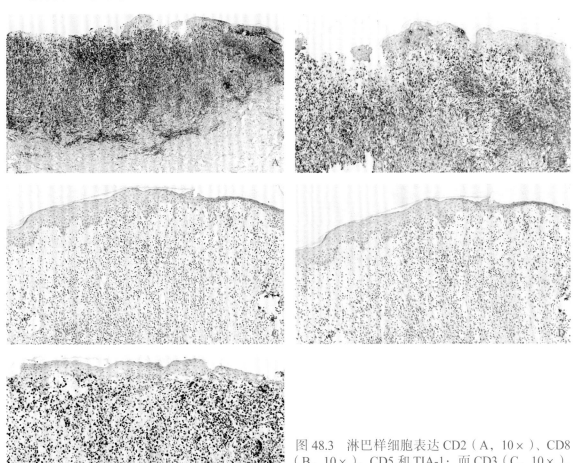

图 48.3 淋巴样细胞表达 CD2（A，10×）、CD8（B，10×）、CD5 和 TIA-1；而 CD3（C，10×）、CD4（D，10×）及 GrB 散在阳性；CD20、CD30、CD56、CD68 阴性；Ki67（E，10×）：阳性细胞约 80%；EBER：阴性

> 👤 **您的诊断?**

【诊断】药物引起的皮肤假性淋巴瘤（cutaneous pseudolymphoma，CPL）

【治疗和随访】入院后给予丙种球蛋白 0.4 mg/（kg·d）共 2 天，甲泼尼龙 60 mg/d 治疗 10 天，皮疹逐渐消退（图 48.4）。血常规和生化异常指标均恢复正常。将药物减量后停用，随访 1 年无新发皮损。

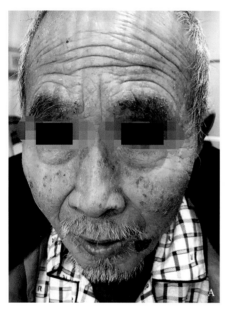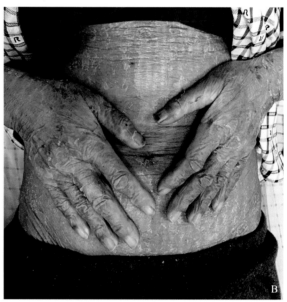

图 48.4　面部（A）、躯干（B）皮损消退，少许干燥性红斑

【讨论】

皮肤假性淋巴瘤（CPL）又称反应性皮肤淋巴细胞浸润症，是指组织学或临床表现类似皮肤淋巴瘤，但具有良性生物学行为的淋巴细胞增生性疾病，不完全符合皮肤淋巴瘤的诊断标准。CPL 诱发因素较多，包括药物、文身、节肢动物叮咬、疫苗、感染、创伤等。其中药物最为常见，占 29%，而文身占 26%，其余原因不到 10%，原因不明的占 16%[1]。CPL 并没有像皮肤淋巴瘤一样有统一的分类标准，按临床表现可分为固定型和播散型，也可按浸润细胞分为 T 细胞性假性淋巴瘤（CTPL）和 B 细胞性假性淋巴瘤（CBPL）和 TB 混合型。

CPL 好发于中年女性，临床表现多样，皮损可单发或多发，单发较为多见。CBPL 较 CTPL 常见，多发生于面部，其次为前胸、上肢，表现为孤立质软的丘疹或实性肿瘤，皮损为棕红至紫红色，无鳞屑或溃疡[2]。CTPL 一般表现为红斑、斑块，部分为丘疹和结节。

CPL 的组织学变化多端。根据浸润细胞的模式，可分为结节性（nodular pseudolymphoma，NPL）、模仿 MF（pseudo-MF）和其他 CTCL 的 CPL 及其他类型的 CPL[1]，其中 NPL 最为常见。根据浸润的细胞类型可以分为 T 细胞、B 细胞和混合型 NPL，其中 B-NPL 较为常见，常伴有反应性滤泡增生，需要与皮肤滤泡型淋巴瘤和皮肤边缘区淋巴瘤鉴别，结合免疫组织化学鉴别比较容易。而 T-NPL 主要需要和原发性皮肤 CD4$^+$ 中小多形性 T 细胞淋巴增殖性疾病相鉴别，两者具有重叠的组织学和免疫组织化学的表现，所以部分学者认为两者并不能区分[3]。

模仿 MF 和其他 CTCL 的 CPL 通常多为 T 细胞型的，组织学上常常有明显嗜表皮现象，需要与 MF、Sézary 综合征和其他 CTCL 相鉴别，其中较为常见的是淋巴瘤样接触性皮炎、淋巴瘤样药物反应和慢性光化性皮炎。例如本例，就属于淋巴瘤样药物反应，易误诊为原发性皮肤侵袭性嗜表皮 CD8$^+$ 细胞毒性 T 细胞淋巴瘤（cutaneous aggressive epidermotropic CD8$^+$ cytotoxic T-cell lymphoma，CD8$^+$AECTL）。虽然本例有不典型的表现，如有嗜表皮但较轻微而表皮大致完整，而真皮乳头及浅层水肿明显；表达 TIA-1 而 GrB 阴性；但从 HE 特点（细胞异型明显，有嗜表皮现象）和免疫组织化学表现（表达 CD8 和细胞毒蛋白，而且部分丢失 CD3，细胞增殖指数很高）来看，诊断 CD8$^+$AECTL 是需要考虑的。当然结合临床病史及随访的情况来看，可以除外。这也说明，鉴别 CPL 和淋巴瘤，单纯的组织学鉴别很困难，甚至是克隆性分析也不能完全区分[4]，需要结合临床病史及相关实验室检查及随访来考虑。

CPL 预后通常较好，部分皮损可以自行消退，部分病变祛除诱因后可好转。本例与药物相关，经过治疗也取得很好的疗效。单发病变可切除或局部注射类固醇激素；而多发的病变可以口服激素、羟氯喹等药物。需要注意的是，有个别诊断为 CPL，但在随访中演变成淋巴瘤的病例，虽然不能确定是由于最初的诊断错误，还是确实有疾病进展，但长期的随访无疑是必要的。

参考文献

[1] Christina Mitteldorf, Werner Kempf. Cutaneous pseudolymphoma-A review on the spectrum and a proposal for a new classification. J Cutan Pathol, 2020, 47(1): 76-97.

[2] Ploysangam T, Breneman DL. Cutaneous pseudolymphomas. J Am Acad Dermatol, 1998, 38(6 Pt 1): 877-895.

[3] Leinweber B, Beltraminelli H, Kerl H, et al. Solitary small- to medium-sized pleomorphic T-cell nodules of undetermined significance: clinical, histopathological,

immunohistochemical and molecular analysis of 26 cases. Dermatology, 2009, 219(1): 42-47.

[4] Holm N, Flaig MJ, Yazdi AS, et al. The value of molecular analysis by PCR in the diagnosis of cutaneous lymphocytic infiltrates. J Cutan Pathol, 2002, 29(8): 447-452.

第六篇

皮肤组织细胞增生性疾病

病例 49

陈浩

【临床病史】患者，男性，55 岁，肛周、双侧腹股沟斑块、糜烂 6 年。

【临床表现】

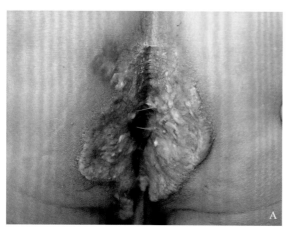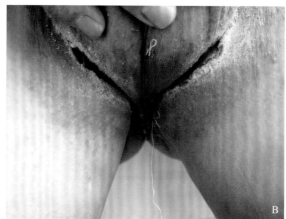

图 49.1　肛周可见增殖性斑块（A），表皮糜烂，边缘隆起；双侧腹股沟可见对称的糜烂（B），其周可见红斑

【组织学表现】

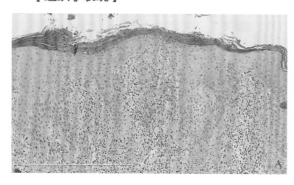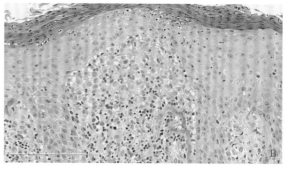

图 49.2　表皮角化过度，棘层轻度不规则增生，真皮乳头可见单一核细胞浸润（A，10×）。浸润的细胞胞质丰富，核膜清楚，部分核可见切迹和核沟，散在少许淋巴及中性粒细胞（B，20×）

> 👤 您的诊断？

【免疫组织化学】

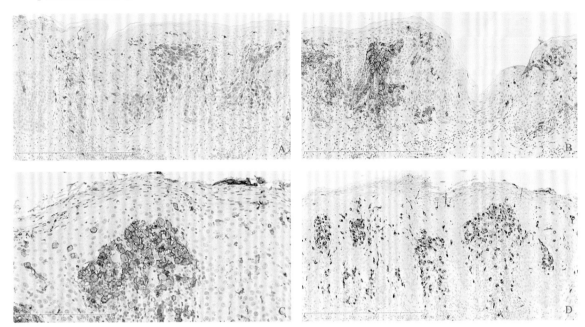

图 49.3　组织样细胞表达 S100（A，10×）、CD1a（B，10×；C，20×）和 CD207（D，10×），CD68 部分阳性，Ki67 阳性细胞约 20%。可以发现除了增生的类圆形细胞表达以上抗原外，表皮内可见散在的、树突状的阳性细胞，这些是正常表皮内存在的朗格汉斯细胞

【实验室及辅助检查】血、尿、粪常规及肝肾功能无异常，X 线片、腹部 B 超及头颅 MRI 检查未见异常。

【诊断】朗格汉斯细胞组织细胞增生症（Langerhans cell histiocytosis，LCH）

【治疗和随访】予沙利度胺 100 mg 每日 3 次，口服 2 个月，泼尼松 30 mg/d 口服 1 个月，激素逐渐减量，皮疹逐渐消退好转。患者自行停药后皮疹复又出现，但面积较前为小，同时伴有夜尿增多，每天夜尿 2～3 次。复查头颅 CT 和 MRI 未见明显异常。患者间断服用沙利度胺对皮疹和尿崩症均有改善。随访 12 年至今，皮损大致愈合，偶有反复（图 49.4）。

【讨论】

本病最初被命名为组织细胞增生症 X，是由朗

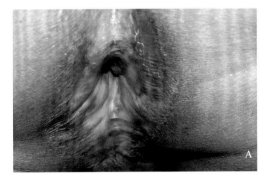

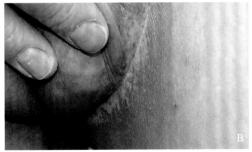

图 49.4　肛门（A）和腹股沟（B）皮损基本愈合，留下色素减退斑及浅表瘢痕

格汉斯细胞克隆性增殖形成的一组临床表现多样、且相互重叠的谱系疾病，可表现为温和的、可自愈的单器官受累，也可表现为致死性的、急进性多器官受累性疾病。传统上 LCH 被分为莱特勒 - 西韦病（Letterer-Siwe disease，LSD）、汉 - 薛 - 柯病（Hand-Schuller-Christian disease，HSC 病）、嗜酸性肉芽肿（eosinophilic granuloma，EG）、先天性自愈性网状组织细胞增生症（congenital self-healing reticulohistiocytosis；Hashimoto-Pritzker disease，HPD）。由于这些疾病表现存在不同程度的重叠，现在的分类按照受累器官的多少、程度进行分类[1]。

LCH 病因尚不明，新生儿及老年人皆可发病，15 岁以下患者发病率为（5～9）/1×10^6，而 15 岁以上为 1/1×10$^{6[2]}$，有家族性发病的报道。LCH 可累及任何器官，儿童患者最常累及为骨骼（80%）、皮肤（33%）、垂体（25%），其次为肝、脾和骨髓（15%）、淋巴结（5%～10%）、中枢神经系统（除垂体外，2%～4%）。成人患者多表现为肺部受累，少数患者伴有低级别的 B 细胞淋巴瘤及髓系白血病的报道。

LCH 皮损表现多样，可表现为丘疹、水疱、脓疱、结节和溃疡。儿童皮损常表现为分布于头皮及躯干的直径 1～2 mm 半透明黄红色丘疹、丘脓疱疹（图 49.5），常伴有鳞屑及紫癜（图 49.6），类似脂溢性皮炎和毛囊炎（图 49.7）。成人患者常表现为间擦或皱褶部位的丘疹、斑块、溃疡（图 49.8）。本例需要与湿疹、家族性慢性良性天疱疮、增殖型天疱疮、乳房外佩吉特病和皮肤克罗恩病等疾病相鉴别。

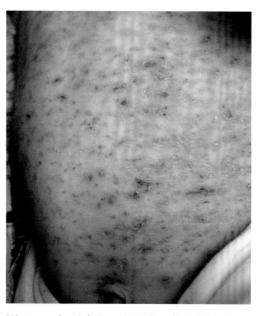 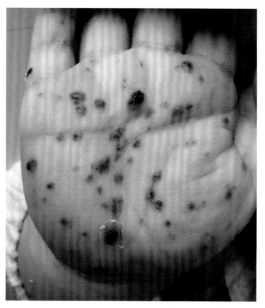

图 49.5　躯干多发红斑丘疹，部分伴有脱屑及紫癜　　　图 49.6　手掌可见多发性紫癜性丘疹

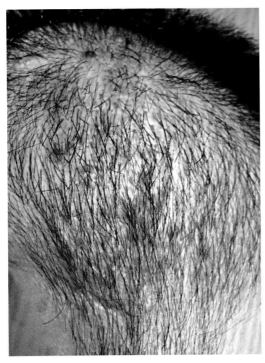

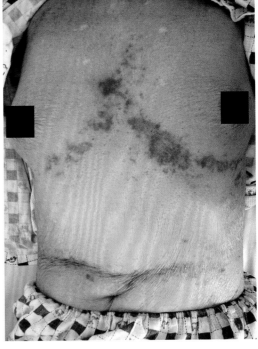

图 49.7　头皮可见多发红斑丘疹，部分融合，少许结痂

图 49.8　双侧乳房下、腹部皮纹皱褶处可见条状分布红斑丘疹

LCH 组织学特征为组织样细胞浸润，细胞核常有切迹、分叶或呈肾形，胞质丰富，略呈嗜酸性，并常有嗜表皮现象，晚期常常有黄瘤样改变及纤维化。免疫组织化学染色 LCH 细胞阳性表达 S100、CD1a 和 CD207，后者可替代电镜下的 Birbeck 颗粒。50%LCH 病例存在 $BRAF^{V600E}$ 突变[3]，19% 存在 $MEK1$ 突变[4]，少数病例存在 MAPK 或其他信号通路上基因的突变。

诊断本病需要和以下疾病相鉴别：①朗格汉斯细胞增生。皮肤是外周免疫器官，有较多的 LC 细胞，有抗原呈递的能力，所以无论是炎症还是肿瘤性皮肤病，都可能存在 LC 细胞的增生。与 LCH 不同，LC 增生时，细胞形态仍呈树突状，而不像 LCH 的细胞呈类圆形（图 49.3）。虽然都表达 S100、CD1a 和 CD207，但 LC 不表达 cyclin-D1，没有 $BRAF^{V600E}$ 突变。LC 和 LCH 的鉴别在某些情况下，例如对皮病性淋巴结炎和斑块期蕈样肉芽肿的诊断比较重要。②未定类组织细胞增生症（indeterminate cell histiocytosis，ICH）。两者在组织学免疫表型上类似，后者临床表现常为单发或多发的实性丘疹和结节，一般不破溃，也不累及黏膜；浸润细胞常为泡沫细胞或黄瘤样细胞，肾形核细胞少见，细胞嗜表皮现象不明显；ICH 虽然表达 S100 和 CD1a，但不表达 CD207；存在 $ETV3$-$NCOA2$ 异位可与本病鉴别[5]。③窦组织细胞增生伴巨大淋巴结病（sinus histiocytosis with massive lymphadenopathy；又称罗萨伊 - 多尔夫曼病，Rosai-Dorfman disease，RDD）。皮肤型的 RDD 通常表现为群集的棕黄红色斑块、结节伴有丘脓疱疹，组织学表现为真皮内较多的浆细胞和淋巴细胞背景下，散在或成片的多核巨细胞，没有嗜表皮现象，且胞质内常有吞噬的炎症细胞，组织细胞表达 S100 和 CD68，不表达 CD1a 和 CD207[6]，有少数两者并发的报道。

LCH 的治疗取决于疾病累及系统的数量和程度。多系统受累患者需要化疗或使用靶向 BRAF^{V600E} 的药物，而仅累及皮肤或骨骼的单系统受累 LCH 患者，则可采用温和的治疗方式。如果仅累及皮肤时，外用激素、抗生素和氮芥软膏以及 PUVA 治疗有效。沙利度胺对于皮损的缓解也较为有效，也有口服异维 A 酸皮损完全缓解的报道。

参考文献

[1] Writing Group of the Histiocyte Society. Histiocytosis syndromes in children. Lancet, 1987, 1 (8526): 208-209.

[2] Stålemark H, Laurencikas E, Karis J, et al. Incidence of Langerhans cell histiocytosis in children: a population-based study. Pediatr Blood Cancer, 2008, 51(1): 76-81.

[3] Berres ML, Lim KP, Peters T, et al. BRAF-V600E expression in precursor versus differentiated dendritic cells defines clinically distinct LCH risk groups. J Exp Med, 2014, 211(4): 669-683.

[4] Chakraborty R, Hampton OA, Shen X, et al. Mutually exclusive recurrent somatic mutations in MAP2K1 and BRAF support a central role for ERK activation in LCH pathogenesis. Blood, 2014, 124(19): 3007-3015.

[5] Brown RA, Kwong BY, McCalmont TH, et al. ETV3-NCOA2 in indeterminate cell histiocytosis: clonal translocation supports sui generis. Blood, 2015, 126(20): 2344-2345.

[6] Zhang Y, Chen H, Jiang YQ, et al. Clinicopathological features of cutaneous Rosai-Dorfman disease and its relationship to IgG4-related disease: a retrospective study. Br J Dermatol, 2019, 181(4): 844-845.

│病例 50│

张莹　陈浩

【临床病史】患者，男性，48岁，面部、躯干、四肢泛发红色丘疹、小结节4个月，无自觉症状，无系统不适，未触及肿大淋巴结。

【临床表现】

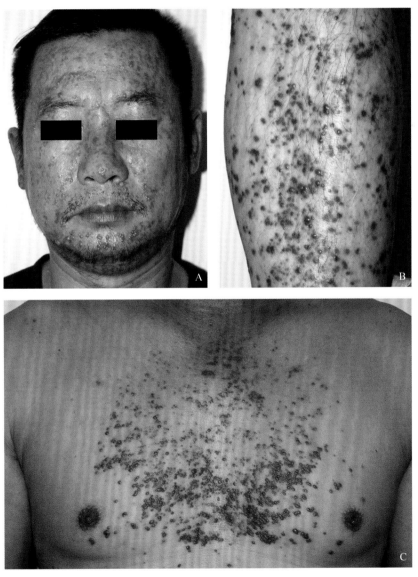

图 50.1　面部（A）、下肢（B）和胸部（C）：泛发红色丘疹、小结节，表面光滑、圆顶状，无脓疱、破溃

【组织学表现】

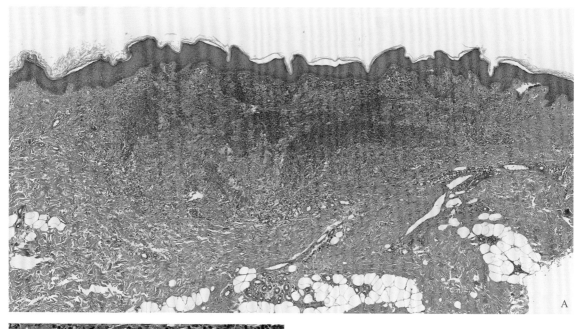

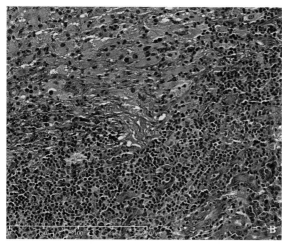

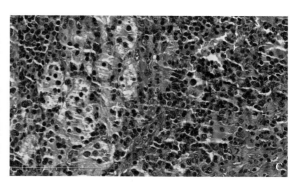

图 50.2 真皮内境界相对清楚的结节状浸润，可见浅染区和深染区（A，5×）；浅染区为组织细胞，深染区为淋巴细胞、浆细胞（B，20×）；可见组织细胞内形态完整的淋巴细胞、浆细胞、中性粒细胞和红细胞，即"伸入运动"现象（左）及大量的浆细胞浸润（右）（C，40×）

> 👤 您的诊断?

【免疫组织化学】

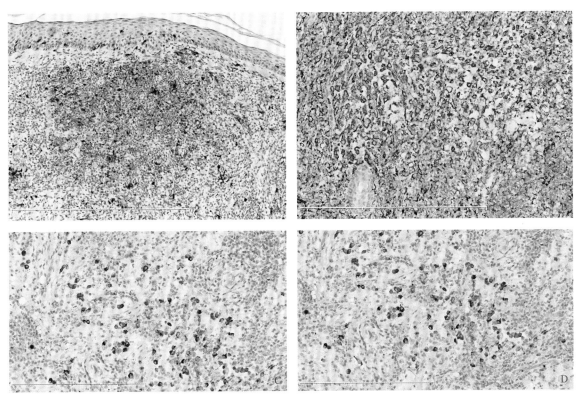

图 50.3　组织细胞表达 S100（A，10×）和 CD68（B，20×）；浆细胞部分表达 IgG（C，20×）和 IgG4（D，20×）

【诊断】皮肤 Rosai-Dorfman 病（cutaneous Rasai-Dorfman disease，CRDD）

【讨论】

Rosai-Dorfman 病（Rasai-Dorfman disease，RDD）于 1969 年首次报道，又称窦组织细胞增生伴巨大淋巴结病，是一种少见的组织细胞增生性疾病，病因及发病机制尚不明确，可能与感染和免疫功能紊乱有关[1]。RDD 好发于儿童及青少年男性，以白人最常见。临床主要表现为双侧颈部淋巴结无痛性肿大[1]。仅有皮肤损害而无淋巴结及系统受累的 RDD 称为皮肤型 Rosai-Dorfman 病（CRDD），因其预后较好，2016 年组织细胞疾病分类中已将其作为单独病种[2]。

CRDD 好发于亚洲人。我们总结了 78 例[3]，发现平均发病年龄为 44 岁，无明显性别差异。皮损可单发，也可多发或泛发全身，可累及全身任何部位，以面部为主，其次为躯干、四肢，多无明显自觉症状。根据皮损形态，可分为四种临床亚型：融合性斑块型（71%）、孤立结节型（23%）、多发丘疹型（5%）和肿瘤型（1%）。融合性斑块型最常见，皮损相对具有特征性，表现为暗红色浸润性斑块，表面为不规则的黄红色丘疹、结节，周围可见卫星病变。本例表现为全身泛发性红丘疹，容易误诊。面部皮损需与痤疮、颜面播散性粟粒性狼疮等鉴别；胸部皮损需与马拉色菌毛囊炎、传染性软疣等鉴别；四肢皮损需与苔藓样淀粉样变病和色素性紫癜性皮病等鉴别；全身泛发性皮损尚需考虑免疫抑制相关的各种感染性疾病。

组织病理检查，低倍镜显示病变在真皮内呈弥漫/结节性浸润，可累及皮下组织，常表现为浅染区和深染区，部分病变可见"星空"现象。高倍镜显示浅染区为组织细胞，其胞质内可见完整的淋巴细胞、浆细胞、中性粒细胞等，称为"伸入运动"现象；深染区主要为淋巴和浆细胞，几乎所有病变均可见成熟浆细胞呈片状或围绕血管及附属器浸润，可作为该病的诊断线索。部分病变可见明显纤维化。有的时候，组织细胞呈梭形改变，或数量较少时，容易漏诊，重复活检有利于诊断。免疫组织化学显示，本病组织细胞表达 CD68 和 S100，而 CD1a 和 CD207 阴性，浆细胞可不同程度表达 IgG 和 IgG4，但无轻链限制性表达。

病理上，CRDD 需与多种表现为组织细胞的反应性、良性及恶性疾病鉴别。朗格汉斯细胞组织细胞增生症（LCH）：其组织细胞胞质丰富，嗜酸性；细胞核大，有核沟，呈肾形、咖啡豆样，核仁明显；嗜表皮现象明显，无伸入运动现象。常伴有大量嗜酸性粒细胞浸润，LCH 组织细胞表达 CD1a 和 CD207，电镜下可见 Birbeck 颗粒。此外，对于以淋巴和浆细胞浸润为主的病变，需与原发性皮肤边缘区 B 细胞淋巴瘤鉴别：后者浸润细胞主要为淋巴浆细胞样细胞，常伴有反应性增生的滤泡样结构，其内可见吞噬碎片的组织细胞，但不表达 S100，且免疫组织化学显示浆样细胞常有轻链限制性表达。

由于 CRDD 无淋巴结和重要脏器受累，部分患者皮损可自行消退或缓解，预后较好，故多数病例可临床随访或以保守治疗为主。对于局限性病变，可采用手术切除、皮损内注射糖皮质激素等。对于多发或泛发皮损患者，有报道口服糖皮质激素、沙利度胺、氨苯砜、甲氨蝶呤、维 A 酸类药物等治疗有效。

参考文献

[1] Rosai J, Dorfman RF. Sinus histiocytosis with massive lymphadenopathy. A newly recognized benign elinieopathological entity. Arch Pathol, 1969, 87(1): 63-70.

[2] Emile JF, Abla O, Fraitag S, et a1. Revised classification of histiocytoses and neoplasms of the macrophage. dendritic cell lineages. Blood, 2016, 127(22): 2672-2681.

[3] Zhang Y, Chen H, Jiang YQ, et al. Clinicopathological features of cutaneous Rosai-Dorfman disease and its relationship to IgG4-related disease: a retrospective study. Br J Dermatol, 2019, 181(4)：844-845.

常用缩略语和英文词汇表

英文缩写	英文名称	中文名称
AITL	Angioimmunoblastic T cell lymphoma	血管免疫母细胞 T 细胞淋巴瘤
ALCL	Anaplastic large-cell lymphomas	间变性大细胞淋巴瘤
ALK	Anaplastic lymphoma kinase	间变性淋巴瘤激酶
ALK$^+$sALCL	Systemic anaplastic lymphoma kinase (ALK)-positive ALCL	系统性 ALK$^+$ALCL
ALL	Acute lymphoblastic leukemia	急性淋巴母细胞白血病
AML	Acute myeloid leukaemia	急性髓系白血病
ATLL	Adult T cell leukemia/lymphoma	成人 T 细胞白血病 / 淋巴瘤
Bcl-2	B-cell lymphoma-2	B 细胞淋巴瘤基因 -2
BPDCN	Blastic plasmacytoid dendritic cell neoplasm	母细胞性浆细胞样树突状细胞肿瘤
CAEBV	Chronic active EB virus infection	慢性活动性 EBV 感染
CAR-T	Chimeric antigen receptor T-cell immunotherapy	嵌合抗原受体 T 细胞免疫疗法
CBCL	Cutaneous B-cell lymphoma	皮肤 B 细胞淋巴瘤
CD	Castleman disease	Castleman 病
CD4$^+$pcSM-TCLD	Primary cutaneous CD4+small/medium T-cell lymphoproliferative disorder	原发性皮肤 CD4$^+$ 小 / 中 T 细胞淋巴增殖性疾病
CD8$^+$ AECTCL	Primary cutaneous CD8+ aggressive epidermotropic cytotoxic T-cell lymphoma	原发性皮肤侵袭性嗜表皮 CD8$^+$ 细胞毒性 T 细胞淋巴瘤
CEA	Carcinoembryonic antigen	癌胚抗原
CHL	Classical Hodgkin Lymphoma	经典型霍奇金淋巴瘤
CLL/SLL	Chronic lymphocytic leukaemia/small lymphocytic lymphoma	慢性淋巴细胞白血病 / 小淋巴细胞淋巴瘤
CMS	Cutaneous myeloid sarcoma	皮肤髓系肉瘤
CPL	Cutaneous pseudolymphoma	皮肤假性淋巴瘤
CRDD	Cutaneous Rasai-Dorfman disease	皮肤 Rosai-Dorfman 病
CTCL	Cutaneous T-cell lymphoma	皮肤 T 细胞淋巴瘤
	Desmin	结蛋白
EBER	Epstein-Barr virus-encoded small RNA	EB 病毒编码的小分子量 RNA
EBV MCUs	Epstein-Barr virus positive mucocutaneous ulcer	EB 病毒阳性黏膜皮肤溃疡
EBV$^+$DLBCL	Epstein-Barr virus positive diffuse large B-cell lymphoma	EB 病毒阳性弥漫大 B 细胞淋巴瘤
EMA	Epithelial membrane antigen	上皮膜抗原
ENKTL	Extranodal natural killer/T-cell lymphoma	结外 NK/T 细胞淋巴瘤
EORTC	European Organization for Research and Treatment of Cancer	欧洲肿瘤研究和治疗组织
ERG	E26 transformation-specific-related gene	E26 转化特异性因子相关基因

英文缩写	英文名称	中文名称
FDC	Follicular dendritic cell	滤泡树突状细胞
FMF	Folliculotropic mycosis fungoides	嗜毛囊性蕈样肉芽肿
FSC	Forward scatter	前散射
GMF	Granulomatous MF	肉芽肿性 MF
GrB	Granzyme B	颗粒酶 B
GSS	Granulomatous slack skin	肉芽肿性皮肤松弛症
HTLV- I	Human T-lymphotropic virus, type I	人类嗜 T 细胞病毒 I 型
HV-LPD	Hydroa vacciniforme-like lymphoproliferative disorder	种痘水疱病样淋巴增殖性疾病
IBLR	Insect bite-like reaction	蚊虫叮咬样反应
IcMF	Ichthyosiform mycosis fungoides	鱼鳞病样蕈样肉芽肿
IMF	Interstitial mycosis fungoides	间质型蕈样肉芽肿
IS	Immunophenotypic switch	免疫表型转换
IVL	Intravascular lymphoma	血管内淋巴瘤
LBL	Lymphoblastic lymphoma	淋巴母细胞淋巴瘤
LC	Langerhans cell	朗格汉斯细胞
LCA	Leukocyte common antigen	白细胞共同抗原
LCH	Langerhans cell histiocytosis	朗格汉斯细胞组织细胞增生症
LCT	Large cell transformation	大细胞转化
LPD	Lymphoproliferative disease	淋巴增殖性疾病
LPL	Lymphoplasmacytic lymphoma	淋巴浆细胞淋巴瘤
LyP	Lymphomatoid papulosis	淋巴瘤样丘疹病
MF	Mycosis fungoides	蕈样肉芽肿
MPO	Myeloperoxidase	髓过氧化物酶
MS	Myeloid sarcoma	髓系肉瘤
MUM-1	Multiple myeloma oncogene-1	多发性骨髓瘤癌基因 -1
OIIA-LPDs	Other iatrogenic immuno-deficiency-associated lymphoproliferative disorders	其他医源性免疫缺陷相关的淋巴增殖性疾病
Pax-5	Paired box-5	配对盒基因 -5
	Perforin	穿孔素
pcFCL	Primary cutaneous follicle center lymphoma	原发性皮肤滤泡中心淋巴瘤
pcDLBCL,LT	Primary cutaneous diffuse large B-cell lymphoma, leg type	原发性皮肤弥漫大 B 细胞淋巴瘤，腿型
pcGDTCL	Primary cutaneous gamma-delta (γ/δ) T-cell lymphoma	原发性皮肤 γ/δ T 细胞淋巴瘤

续表

英文缩写	英文名称	中文名称
pcALCL	Primary cutaneous anaplastic large-cell lymphomas	原发性皮肤间变性大细胞淋巴瘤
PID	Primary immunodeficiency disease	原发性免疫缺陷病
PR	Pagetoid reticulosis	佩吉特样网状组织细胞增生症
pcMZL	Primary cutaneous marginal zone lymphoma	原发性皮肤边缘区 B 细胞淋巴瘤
pcPTCL	Primary cutaneous peripheral T-cell lymphoma, unspecified	原发性皮肤外周 T 细胞淋巴瘤，非特殊类型
RS	Richter syndrome	Richter 综合征
SCID	Severe combined immune-deficiency	重症联合免疫缺陷病
SMBA	Severe mosquito bite allergy	严重蚊虫叮咬过敏反应
SS	Sézary's syndrome	Sézary 综合征
SPTCL	Subcutaneous panniculitis-like T-cell lymphoma	皮下脂膜炎样 T 细胞淋巴瘤
TIA-1	T cell intracytoplasmic antigen-1	T 细胞胞质内抗原 -1
WM	Waldenström macroglobulinemia	华氏巨球蛋白血症
WHO	World Health Organization	世界卫生组织